Hefte zur Unfallheilkunde
Beihefte zur Zeitschrift „Der Unfallchirurg"

Herausgegeben von:
J. Rehn, L. Schweiberer und H. Tscherne

173

Klaus-Gerhard Kunze

Die Durchblutung der Knochen

Eine tierexperimentelle Studie zur Durchblutung der Knochen unter verschiedenen Bedingungen

Mit 52 Abbildungen und 30 Tabellen

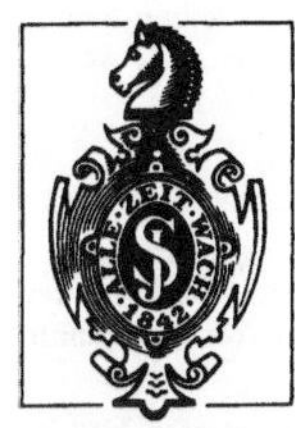

Springer-Verlag
Berlin Heidelberg New York Tokyo

Reihenherausgeber

Prof. Dr. Jörg Rehn
Mauracher Straße 15, D-7809 Denzlingen

Prof. Dr. Leonhard Schweiberer
Direktor der Chirurgischen Universitätsklinik München-Innenstadt
Nußbaumstraße 20, D-8000 München 2

Prof. Dr. Harald Tscherne
Medizinische Hochschule, Unfallchirurgische Klinik
Konstanty-Gutschow-Straße 8
D-3000 Hannover 61

Autor
Priv.-Doz. Dr. Klaus-Gerhard Kunze
Med. Zentrum f. Chirurgie, Anästhesiologie und Urologie
Unfallchirurgische Klinik der Justus-Liebig-Universität,
Klinikstraße 29, D-6300 Gießen

ISBN-13: 978-3-540-15433-4   e-ISBN-13: 978-3-642-82509-5
DOI: 10.1007/978-3-642-82509-5

CIP-Kurztitelaufnahme der Deutschen Bibliothek. Kunze, Klaus-Gerhard: Die Durchblutung der Knochen : e.
tierexperimentelle Studie zur Durchblutung d. Knochen unter verschiedenen Bedingungen / K.-G. Kunze. –
Berlin ; Heidelberg ; New York ; Tokyo : Springer, 1985.
(Hefte zur Unfallheilkunde ; 173)

Druck- und Bindearbeiten: Beltz Offsetdruckerei, Hemsbach/Bergstr.
2124/3140-543210

Vorwort

Die Durchblutung der Knochen unter verschiedenen Bedingungen ist seit Ende des vorigen Jahrhunderts Gegenstand intensiver Forschung. Man weiß seit langem, daß eine ausreichende Durchblutung der Knochenfragmente neben ihrer sicheren Fixation die wichtigste Bedingung für eine ungestörte Heilung von Knochenbrüchen ist. Die zunehmende Anwendung verschiedener Osteosyntheseverfahren und die unterschiedlichen Auffassungen zwischen den Anhängern einer konservativen und einer operativen Knochenbruchbehandlung haben die Beantwortung der Fragen der Knochendurchblutung und ihre Veränderungen nach Knochenbrüchen und nach Osteosynthesen noch mehr in den Mittelpunkt des Interesses gerückt. Die große Zahl der bisher angewandten Methoden zur Messung der Knochendurchblutung zeigt, daß keine dieser Methoden voll zufriedenstellende Ergebnisse liefern konnte. Die qualitativen Meßmethoden weisen zahlreiche Unsicherheitsfaktoren auf und gestatten wegen der Manipulation am Gefäßsystem meist nur eine Messung an jedem Versuchstier. Mit Hilfe der qualitativen Methode konnten hervorragende Darstellungen des Gefäßsystemes der einzelnen Skelettabschnitte gewonnen werden, ebenso konnten wichtige Erkenntnisse über den Stoffwechselumsatz erzielt werden, Messungen der flow-Werte waren aber nicht möglich.

Wir suchten eine Methode, die an jedem Versuchstier mehrere zeitlich getrennte Messungen ermöglichte, der Beobachtungszeitraum sollte der Zeit der knöchernen Regeneration angemessen sein. Schließlich sollte das Meßverfahren keinen Einfluß haben auf die Regulation des Kreislaufes und der regionalen Durchblutung.

Die tracer-microspheres Methode erschien uns geeignet, diese Bedingungen zu erfüllen, um die flow-Werte der Knochendurchblutung der verschiedenen Regionen der Knochen unter verschiedenen Bedingungen tierexperimentell zu untersuchen.

Gießen, Mai 1985   K.-G. Kunze

Inhaltsverzeichnis

1 Einleitung

Die Durchblutung der Knochen und ihre Veränderungen unter verschiedenen Bedingungen ist schon lange Gegenstand intensiver Forschung. Um Erkenntnisse über die Knochendurchblutung zu erhalten, sind zahlreiche unterschiedliche Methoden angewendet worden. Die älteste Methode ist sicher die Angiographie. Bereits 1904 veröffentlichte Lexer Methoden zur Angiographie am Knochen [65]. Seine Methoden wurden von zahlreichen Untersuchern aufgegriffen und verfeinert. Lexer konnte nachweisen, daß die Durchblutung des Knochens im wesentlichen über ein nutritives Gefäß erfolgte, das in einem Kanal durch die Corticalis in den Markraum verläuft und sich dort aufzweigt. Die langen Röhrenknochen besitzen nur ein nutritives Gefäß mit Ausnahme des Femurs, der von zwei nutritiven Gefäßen versorgt wird. Außerdem besitzen die langen Röhrenknochen noch ein epi- und metaphysäres Gefäßsystem an ihren Enden. Beim Erwachsenen gibt es zahlreiche Anastomosen zwischen diesen beiden Gefäßsystemen [10, 50, 82, 85, 86, 89, 96]. Beim Kind sind diese Anastomosen noch nicht vorhanden, sie bilden sich erst nach dem Schluß der Epiphysenfugen aus [53]. Über den Anteil der periostalen Blutversorgung des Knochens konnte Lexer noch keine Aussage machen.

Delkeskamp [19] wies 1906 durch Angiographien nach, daß es nach Osteotomien beim Hund während der Knochenbruchheilung zu einer erheblichen Vermehrung der angiographisch nachweisbaren Gefäße kommt und daß sich die nutritiven Gefäße wesentlich stärker gefüllt darstellen als beim unverletzten Knochen. Später wurden diese Ergebnisse u.a. von Trueta, Rhinelander, Brookes, Schweiberer, Pfister u.a. bestätigt [9, 78, 82, 97, 105].

Bereits 1916 stellte Dax [18] eine Beziehung zwischen Verletzungen der nutritiven Gefäße und einer verzögerten Frakturheilung bzw. Pseudarthrosenbildung auf bei korrekt durchgeführter Knochenbruchbehandlung und sonst gesunden Patienten. Lexer [64] beschrieb 1922 die überragende Bedeutung der Durchblutung für die Frakturheilung und die während der Frakturheilung entstehende Hyperämie. Angiographisch konnte auch er bereits eine erhebliche Vermehrung und stärkere Füllung der sichtbaren Gefäße nachweisen. Die Wichtigkeit beschrieb Willenegger [111] mit dem Satz *„Vascularität und geeignete mechanische Konstellation sind die wichtigsten Faktoren, welche die Frakturheilung beeinflussen."* Ebenso wichtig wie für die Frakturheilung ist eine intakte Knochendurchblutung aber auch für die Infektabwehr. Fragmente, die nicht mehr durchblutet sind, sind in hohem Maße infektionsgefährdet, insbesondere nach offenen Frakturen oder nach operativer Stabilisierung einer Fraktur.

2 Methoden zur Bestimmung der Durchblutung des Knochens

MacNab [68], Rhinelander [82], Trueta [105] und viele andere Untersucher benutzten die Methode der Mikroangiographie, um die Gefäßversorgung des Knochens und die Verteilung der Gefäße im Knochen zu erforschen und die Veränderungen am Gefäßsystem nach Manipulationen am Knochen zu finden [4, 10, 16, 26, 28, 30, 31, 32, 37, 40, 43, 54, 56, 90, 91, 96, 109, 110]. Unbekannt und umstritten war lange Zeit, wie groß der Anteil der einzelnen Gefäßsysteme an der Gesamtdurchblutung des Knochens ist und wie der Ausfall eines der Gefäßsysteme sich auf die Gesamtdurchblutung auswirkt. Die meisten Autoren vertreten die Ansicht, daß nur das äußere Drittel der Corticalis der langen Röhrenknochen vom Periost her versorgt wird. Die inneren zwei Drittel werden danach vom medullären Gefäßsystem her versorgt. So fand Dankwardt-Lillieström 1969 [17], daß nach Ausbohren der Markhöhle die inneren 2/3 des Corticalisrohres zunächst avasculär waren. Er hob jedoch hervor, daß beim Aufbohren der Markhöhle die Knochenkanälchen durch Bohrmehl und Gewebstrümmer aus dem Markraum verstopft würden, ein Effekt des Aufbohrens, auf den auch andere Untersucher hinwiesen [102]. Etwa 4 Wochen nach dem Aufbohren der Markhöhle waren bei den Experimenten von Dankwardt-Lillieström wieder Gefäße in der gesamten Corticalis nachweisbar. Er schloß daraus, daß die Revascularisation der Corticalis der langen Röhrenknochen vom Periost her erfolgt und daß das Periost für die Frakturheilung besonders wichtig ist. Eine Ansicht, die auch von anderen Untersuchern geteilt wurde [56, 78]. Diese Aussage blieb aber nicht unumstritten. Es wurde die Auffassung vertreten, daß die Revascularisation der Corticalis von der Markhöhle her erfolgt [4, 16, 27, 97].

Eingehende Untersuchungen über die Gefäßversorgung der langen Röhrenknochen und über deren Veränderungen nach Frakturen und nach Osteosynthesen stammen von Lexer [64, 65], Brookes [10], Trueta [105], Rhinelander [82] und MacNab [68]. Sie bestätigen die bekannten Gefäßverläufe und konnten nachweisen, daß es bei der Knochenbruchheilung zu einer Erweiterung der zuführenden Gefäße kommt und die Zahl der mikroangiographisch nachweisbaren Gefäße nicht nur am verletzten Knochen zunimmt, sondern auch an den Knochen des gegenseitigen, unverletzten Laufes [82]. Eitel bezeichnete 1980 in seiner vergleichenden Analyse von Mikroangiogrammen und unentkalkten Knochenschliffen unter Anwendung polychromer Sequenzmarkierung die Revascularisation und Osteogenese nach Frakturen und Osteosynthesen als „räumlich und zeitlich gekoppelte Teilvorgänge des Revitalisierungsprozesses" [28].

Eine andere Methode, die Vitalität und den Stoffwechselumsatz im Knochen zu bestimmen, sind Vitalfärbungen und die anschließende histologische Aufarbeitung des Knochens [27, 37, 40, 46, 78, 91]. Mit Hilfe dieser Methode lassen sich Knochenan- und Umbauvorgänge am lebenden Tier in mehreren Untersuchungsschritten unter verschiedenen Bedingungen kontrollieren. Allerdings handelt es sich um eine rein qualitative Untersuchungsmethode, quantitative Aussagen über die Größe des Stoffwechselumsatzes lassen sich nicht treffen. Ähnlich verhält es sich bei den szintigraphischen Untersuchungen. Sie lassen lediglich eine qualitative, keine quantitative Aussage über den Stoffwechselumsatz der interessierenden Knochen zu. Szintigraphien sind bezüglich der Frakturheilung beim Knochen meistens ohne zusätzliches Röntgenbild auswertbar [60].

Alle bisher aufgeführten Untersuchungsmethoden gestatten zwar qualitative Rückschlüsse auf den Stoffwechselumsatz im Knochen und seine Vascularität, quantitative Aussagen über die Größe der Durchblutung der einzelnen Knochenabschnitte und über deren Veränderung nach Manipulationen am Knochen und während der Frakturheilung sind aber nicht möglich. Eine Reihe von Untersuchungsmethoden ist angegeben, um diese Fragen zu klären. Von den vielen Möglichkeiten der Durchblutungsmessung sind wegen der zahlreichen Zu- und Abflüsse und wegen des geringen Blutstromes des Knochens nur wenige Methoden sinnvoll an diesem Organ anzuwenden.

Drinker [22] führte 1922 die Perfusion isolierter Hundetibiae durch und fand Werte von 3,5–41 ml/100 g · min für den gesamten Knochen. 1961 machte Cumming [15] Versuche, die Knochendurchblutung mit der „venous effluent collection" Methode am Kaninchen in ml pro Minute und Gramm Gewebe zu messen. Er fand Werte von 51 ml/100 g · min für die Spongiosa beim Kaninchen. Brown-Grant und Cumming [11] machten noch im gleichen Jahr Versuche, über die Clearance eines Depots von Radioisotopen in der Markhöhle einen Durchblutungswert zu erhalten. Beide Methoden erwiesen sich aber hinsichtlich ihrer Genauigkeit als nicht ausreichend. Shaw [103] benutzte Kupfer-Constantan-„thermocouples" zur Ermittlung von Flußänderungen am Markkanal des Katzenfemurs nach Gabe von verschiedenen Pharmaca, erhielt aber keine quantitativen Werte. Mehrfach wollte man eine direkte Beziehung zwischen intramedullärem Druck und der Knochendurchblutung nachweisen, die Ergebnisse waren aber nicht zufriedenstellend [7, 103].

Edholm et al. [24] schätzten mit Hilfe pletysmographischer Methoden die zum Knochen fließende Blutmenge beim normalen Menschen auf insgesamt 100 ml/min. White et al. [108] markierten Erythrocyten mit Cr–51, ließen sie im Kreislauf des Kaninchens zirkulieren, gaben dann den bis dahin abgebundenen Blutstrom zur Tibia frei und schlossen aus dem Anstieg der Radioaktivität über der Tibia auf deren Durchblutung. Sie fanden Werte von 16 ml/100 g · min für den ganzen Knochen. Die mathematische Beweisführung dieser Methode erscheint aber nicht eindeutig. Brookes [7] verwendete ebenfalls markierte Erythrocyten, er errechnete für die Corticalis 18 und für die Spongiosa 21 ml/100 g · min.

Zahlreiche Untersucher nutzten die Eigenschaft einiger freier Isotope aus, in den Knochen eingebaut zu werden. Man verwendete u.a. P–32, Sr–85, Ca–45, F–18, K–42, Rb–86 [47, 49, 73, 85, 113]. Man maß die Clearance dieser Isotope und ging dabei von einer Extraktionsrate von annähernd 100% im Knochen aus. Mit einer so hohen Extraktionsrate ist aber nur beim Kalium und Rhubidium zu rechnen, für die anderen Elemente wurden Raten zwischen 43% und 79% gemessen. Kalium und Rhubidium, die nach Sapirstein [85] in allen Organen dem Blutstrom proportional extrahiert werden sollen, haben beträchtlich unterschiedliche Extraktionsraten in verschiedenen Körperregionen des Hundes, wie Kane [49] zeigen konnte.

Branemark [6] versuchte 1959 durch in vivo Mikroskopien am Kaninchen die Geschwindigkeit der Erythrocyten in den Gefäßen zu messen und daraus die Durchblutungswerte für den Knochen zu berechnen. Er fand dabei für die Corticalis Werte von 2,6 ml/100 g Substanz und Minute und für die Spongiosa Werte von 13 ml/100 g · min. Der Anteil des insgesamt zum Skelett fließenden Blutes wird für den Menschen mit 3% des Herzzeitvolumens [48] und für den Hund mit ca. 4–10% des Herzzeitvolumens [28, 104] angegeben.

Bei vielen der Methoden ist nicht völlig klar, was eigentlich gemessen wird, die recht verschiedenen Gewebe Corticalis, Spongiosa, Knochenmark und Periost können nicht voneinander differenziert werden, und es wird zum Teil das umgebende Bindegewebe mitgemessen. Außerdem sind die meisten der Methoden mit noch anderen Fehlerquellen behaftet. Bei der Messung des venösen Rückstromes sind ausgedehnte Freilegungen von Knochen und Gefäßen erforderlich, die sicherlich die Durchblutung beeinflussen [15]. Bei den Methoden, bei denen ein zeitweiliges Abschnüren der Extremität notwendig ist, ist mit einer Beeinflussung der Meßwerte durch die reaktive Hyperämie nach der Freigabe der Durchblutung zu rechnen [24, 108].

Ausführliche Zusammenfassungen über die bisher angewendeten Methoden zur Messung der Durchblutung des Knochens geben u.a. Brookes [10], Shim [104, 105], Kane [48], Kelly [50] und Veall [106]. Die Breite der gemessenen Durchblutungswerte für den Knochen aller hier aufgeführten Methoden erstreckt sich von 0,8–51 ml/100 g · min. Diese Werte wurden aber mit unterschiedlichen Methoden an unterschiedlichen Versuchstieren gewonnen und eine Differenzierung zwischen Corticalis und Spongiosa oder verschiedenen Knochensegmenten ist meistens nicht möglich.

Wir suchten eine Methode, die an jedem Versuchstier mehrere, zeitlich getrennte Messungen ermöglichte, der Beobachtungszeitraum sollte der Zeit der knöchernen Regeneration angemessen sein, eine getrennte Beurteilung von Corticalis und Spongiosa sowie einzelner Knochensegmente sollte möglich sein. Schließlich sollte das Meßverfahren keinen Einfluß haben auf die Regulationen des Kreislaufes und der regionalen Durchblutung.

Die Tracer microspheres Methode erschien uns geeignet, diese Bedingungen zu erfüllen, um die flow-Werte der Knochendurchblutung der verschiedenen Regionen der Knochen unter verschiedenen Bedingungen zu untersuchen.

3 Die „tracer-microspheres" Methode

Alle bisher aufgeführten Methoden zur Messung der Knochendurchblutung und zur Bestimmung des Stoffwechselumsatzes im Knochen weisen aus verschiedenen Gründen große Fehlerbreiten auf. Die tracer-microspheres Methode brachte hier einen wesentlichen Fortschritt. Microspheres wurden erstmalig 1947 von Prinzmetal [79] zur Messung der Coronardurchblutung eingesetzt. Die Methodik, sowie sie heute von zahlreichen Arbeitsgruppen in der Coronarphysiologie angewendet wird, mit gammastrahlenden Isotopen markierte tracer-microspheres zu verwenden, geht auf Rudolph [83] zurück. Eingehende Beschreibungen der Methode findet der interessierte Leser u.a. bei Wagner, Domenech, Buckberg, Flameng u.a. [3, 12, 20, 32, 34, 35, 38, 41, 42, 43, 44, 66, 69, 80, 87, 107].

Brookes [8] beschrieb 1970 die Methode, durch arterielle Mikroembolisation mit markierten Partikelchen die Durchblutung der Knochen zu bestimmen.

Die Methode basiert auf dem Prinzip der Indikatorverdünnungsmethoden. Zur Bestimmung des regionalen Blutflusses in der Einheit: „ml pro 100 g Gewebe (Feuchtgewicht) und pro Minute" (ml/100 g · min) werden „tracer-microspheres" in die arterielle Strombahn eingebracht. Tracer-microspheres (TM) sind mit gammastrahlenden Isotopen markierte Plastikpartikel, die etwas größer sind als Erythrocyten. Im strömenden Blut verhalten sie sich strömungsphysikalisch wie Erythrocyten, sie sind jedoch wegen ihrer Größe und ihrer Starrheit nicht in der Lage, die Capillaren zu passieren. Werden die TM in das linke Herz injiziert, embolisieren sie also beim ersten Blutumlauf in den Capillaren und in den präcapillären Gefäßen des großen Kreislaufes. Bei einer gleichmäßigen Durchmischung der TM mit dem Blut ist das Verhältnis der Gesamtzahl der injizierten TM zu der in einem Organ oder Organbezirk embolisierten Zahl von TM gleich dem Verhältnis des Herzzeitvolumens zu dem Blutvolumen, mit dem das Organ oder der Organbezirk des interessierenden Organes in der gleichen Zeit durchblutet worden ist.

Technisch ist es allerdings schwierig, die Zahl der injizierten TM und die Zahl der in einem Organ embolisierten Partikel mit hinreichender Genauigkeit zu bestimmen. Es ist leichter, die von ihnen emittierte Gammastrahlung zu messen. Ebenso ist die Bestimmung des Herzzeitvolumens technisch aufwendig und stellt eine Fehlerquelle dar. Aus diesen Gründen wurde von Makowski et al. [69] und von Domenech et al. [20] die „reference sample" Methode eingeführt [70]. Bei dieser Methode wird die Zahl der TM, beziehungsweise die von ihnen emittierte Strahlung, die in ein Organ mit bekannter Durchblutungsgröße gelangen, verglichen mit der Zahl von TM, bzw. ihrer Strahlung, die in dem Organ embolisiert sind, dessen Durchblutungsgröße ermittelt werden soll.

Wenn man aus einer peripheren Arterie mit konstanter Geschwindigkeit in einer Minute z.B. 20 ml Blut absaugt, dann schafft man sich ein fiktives Organ, welches mit 20 ml/min durchblutet wird. Führt man diesen Absaugvorgang in der Peripherie durch, während zentral die TM injiziert werden, so enthält das gewonnene Blut (Referenzblut) die Zahl an TM, die beim ersten Umlauf der TM in ein Organ gelangen, welches mit 20 ml/min durchblutet wird. Da sich aber — wie oben angeführt — die Zahl der TM sowohl im Referenzblut als auch in den Gewebeproben des interessierenden Organes nicht mit hinreichender Genauigkeit bestimmen läßt, wird die Radioaktivität der einzelnen Proben gemessen. Diese geht dann in die Berechnung der Durchblutungsgröße ein. Voraussetzung dafür ist allerdings, daß die Gammaaktivität der einzelnen TM völlig gleich ist.

Das Verhältnis der Durchblutung einer Gewebeprobe zu der von ihr aufgenommenen Radioaktivität ist gleich dem Verhältnis der Saugleistung der Referenzpumpe (hier 20 ml/min) zur Radioaktivität des gewonnenen Referenzblutes. Aus der bekannten Absaugmenge pro Zeiteinheit und der gemessenen Gesamtaktivität des entnommenen Referenzblutes wird ein Faktor errechnet nach der Formel:

$$k = \frac{Flow_{ref.}}{Activ._{ref.}}$$

Die Radioaktivität der Gewebeproben des interessierenden Organes wird nach der Formel:

$$Flow_{Probe} = k \cdot Aktiv._{Probe}$$

in Durchblutungswerte umgerechnet.

Werden TM verwendet, die mit unterschiedlichen gammastrahlenden Isotopen markiert sind, können mehrere Messungen bei unterschiedlichen Bedingungen am selben Versuchstier durchgeführt werden. Man erhält auf diese Weise „Momentaufnahmen" der Durchblutung bei unterschiedlichen Bedingungen und zu unterschiedlichen Zeitpunkten.

Einige Voraussetzungen müssen aber erfüllt sein, um zuverlässige Meßwerte zu erhalten. Wegen ihres physikalischen Verhaltens im strömenden Blut ist die Größe der TM von Bedeutung. Bei der Verwendung von TM, deren Größe ähnlich der der Erythrocyten war, konnte von verschiedenen Arbeitsgruppen eine der tatsächlichen Durchblutungsverteilung entsprechende Verteilung der TM im Gewebe gefunden werden, da sich diese TM im strömenden Blut wie Erythrocyten verhielten. Heyman [43] empfahl aus diesem Grund die Verwendung von kleinen TM. Wurden größere TM verwendet mit einem Durchmesser von 50 μ, war das Verhalten der TM im fließenden Blut anders. In unseren Experimenten verwendeten wir TM in der Größe von 8–14 μ [34, 35, 87].

Branemark [6] konnte mit seinen in vivo Mikroskopien zeigen, daß die Capillaren in den Haverschen Kanälen mit einem Durchmesser von 7–8 μ den gleichen Durchmesser haben wie in den übrigen Organen auch. Größere Partikel würden also sicher in den Capillaren embolisieren. Schaper und Mitarb. [87] haben mit ihren Untersuchungen nachweisen können, daß am Herzen nur ca. 1% der TM dieser Größe nicht beim ersten Blutumlauf embolisieren.

Bei der Inkektion der TM müssen diese gut suspendiert sein, Aggregatbildungen dürfen nicht vorkommen. Neben der Partikelgröße ist die Zahl der Partikel in den Gewebeproben von entscheidender Bedeutung. Buckberg [12] kommt zu dem Ergebnis, daß eine Mindestzahl von ca. 400 Partikeln in einer Gewebeprobe vorhanden sein muß, wenn die Meßgenauigkeit innerhalb einer 10%igen Fehlergrenze bleiben soll. Flameng [34, 35] fand bei seinen Untersuchungen einen ähnlichen Wert von 345 TM pro Gewebeprobe für eine mittlere Abweichung der Meßgenauigkeit von 10% und eine Anzahl von 100 TM pro Gewebeprobe für eine Meßgenauigkeit von 20%.

Die Injektion der TM muß soweit zentral erfolgen, daß bis zum interessierenden Organ eine vollständige Vermischung des Blutes mit den TM erfolgt ist. Die Entnahme des Referenzblutes erfolgt mittels einer elektrischen Saugpumpe aus einer peripheren Arterie, deren Kaliber und Durchflußmenge die Entnahme von 20 ml Blut/min zulassen muß. An der Entnahmestelle muß es ebenfalls zu einer vollständigen Vermischung der TM mit dem Blut gekommen sein. Die Entnahmestelle muß aber auch so gewählt werden, daß durch die Entnahme des Referenzblutes die Durchblutung des zu untersuchenden Organes nicht gestört wird.

Die Messung der Gammaaktivität erfolgte in einem 3" · 3" NaJ-Detektor, der in einen Probenwechsler der Fa. Selectronic eingebaut war. Da für die Untersuchungen mehrere gamma-strahlende Isotope am gleichen Versuchstier verwendet wurden, um mehrere Messungen zu unterschiedlichen Zeitpunkten und mit unterschiedlichen Bedingungen vorzunehmen, mußte die Gammaaktivität der verschiedenen Isotope getrennt gemessen werden. Wenn Gammastrahlen in einen thalliumaktivitierten NaJ-Kristall einfallen, erzeugen sie Lichtblitze, deren Stärke von der Wellenlänge der Gammastrahlen abhängig ist. Auf diese Weise können die verschiedenen Isotope mit ihren Gammastrahlen unterschiedlicher Wellenlänge an ihren „peaks" identifiziert wermen. Die Lichtblitze werden über eine Foto-kathode und einen Fotomultiplier aufgefangen, verstärkt und registriert. Zu den für jedes Isotop typischen Photopeaks addiert sich die Compton Streuung. Diese und die immer bestehende „background" Aktivität erfordern eine Korrektur der gemessenen Aktivität um die reelle Aktivität der einzelnen Isotope zu ermitteln. Um möglichst viele „Moment-aufnahmen" der Durchblutung zu erhalten, müssen wir daran interessiert sein, möglichst viele mit unterschiedlichen Isotopen markierte TM zur Verfügung zu haben. Die tatsäch-lich zur Verfügung stehende Zahl an TM ist aber durch die physikalischen Eigenschaften der Isotope begrenzt. Eine Begrenzung stellt das Auflösungsvermögen des Kristalldetektors dar. Die Energie der Photopeaks muß genügend weit auseinander liegen, damit sie mit aus-reichender Sicherheit getrennt werden können. Tabelle 1 zeigt die physikalischen Eigen-schaften der von uns am häufigsten verwendeten Isotope. Aus dieser Tabelle geht z.B. her-vor, daß Sn^{113} und Cr^{51} mit ihren Energiebereichen relativ dicht beieinander liegen, wir haben deswegen in unseren Experimenten nie beide Isotope bei einem Versuchstier ver-wendet, und auf den Einsatz von Cr^{51} wegen der kurzen Halbwertzeit in den Langzeitunter-suchungen nach Möglichkeit verzichtet. J^{125} haben wir für unsere Untersuchungen wegen Problemen bei der Abfallbeseitigung ebenfalls nicht mehr verwendet. Die Steuerung des

Tabelle 1. Physikalische Eigenschaften der von uns am häufigsten verwendeten Isotope (Größe $8-10\,\mu$)

Isotop	Energiepeak (KeV)	Halbwertszeit (Tage)
Ce^{141}	145	33,0
Sn^{113}	255	120,0
Cr^{51}	320	27,8
Sr^{85}	514	64,9
Nb^{95}	765	35,2
Sc^{46}	889, 1121	84,0

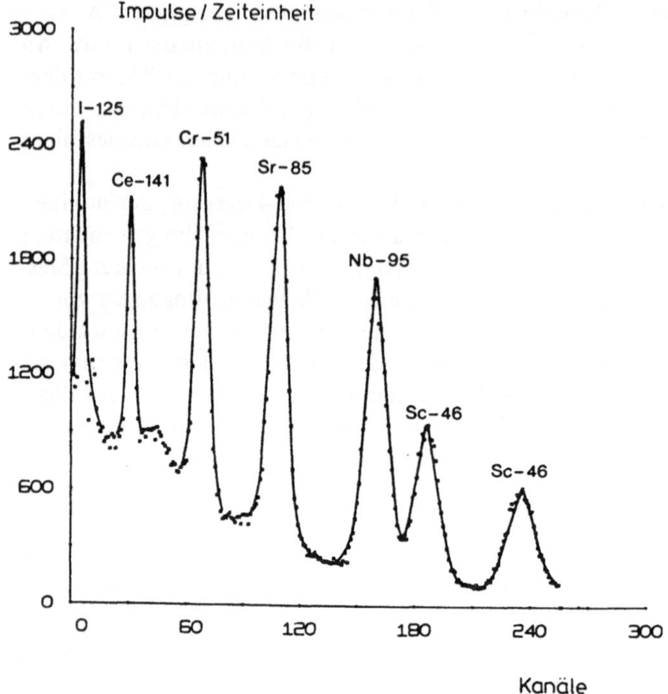

Abb. 1. Typisches Gammaspektrum von 6 verschiedenen Isotopen (weitere Erläuterungen s. Text)

Probenwechslers, die Trennung des zusammengesetzten Gammaspektrums und die Korrektur für die „background"-Strahlung und die Compton-Streuung und die Umrechnung der gezählten Impulse pro Zählzeiteinheit (Minute) und die Gewichtseinheit (mg) erfolgte durch einen programmgesteuerten Prozeßrechner 4410 der Fa. Nuclear Data mit insgesamt 256 Datenkanälen. Der gesamte meßbare Energiebereich der Gammastrahlung der von uns verwendeten Nucleide erstreckte sich 15 bis 1200 Kiloelektronenvolt (KeV). Dieser Energiebereich wurde linear auf die zur Verfügung stehenden Datenkanäle verteilt. In der Abb. 1 ist ein Beispiel eines Spektrums dargestellt mit 6 verschiedenen Radionucleiden. Der Energiebereich von 15—1200 KeV wurde auf die hier zur Verfügung stehenden 256 Datenkanäle verteilt, so daß jeder Kanal einen Bereich von 4,6 KeV abdeckt. In der Abb. 1 gibt die Abszisse die Rechenkanäle wieder, auf der Ordinate ist die Anzahl der Impulse pro Zeiteinheit und pro Kanal ausgedruckt. Für jedes Nucleid wurde ein Meßfenster gewählt, das die Ausmessung seines Peaks erlaubte. Als einziges der verwendeten Isotope produziert Scandium zwei Peaks, die aber mit einem breiteren Fenster gemeinsam gemessen werden können, da kein fremder Peak zwischen ihnen liegt. Die korrigierten Aktivitäten für alle Isotope wurden als Impulse pro Gewichtseinheit ausgedruckt und gleichzeitig auf Lochstreifen gestanzt. Das computergesteuerte Auswertverfahren wurde von Schaper und Mitarb. [87] entwickelt. Der Lochstreifen wurde in einen PDP 11/45 Computer zur weiteren Datenverarbeitung eingegeben.

4 Versuchsanordnung

Für die Messung wurden kommerziell erhältliche TM der Firma 3 M Company aus „carbonized plastic" verwendet, die mit gammastrahlenden Isotopen markiert waren. Für die Untersuchungen standen uns TM zur Verfügung, die mit den Radionucleiden Ce^{141}, Cr^{51}, Sn^{113}, Sr^{85}, Nb^{95} und Sc^{46} markiert waren (Tabelle 2b). Die Partikel wurden in einer 6%igen Dextranlösung aufgeschwemmt [33]. Vor dem Gebrauch wurde die Suspension mehrere Minuten mit einem Magnetrührer aufgerührt und anschließend ca. 3 min durch Ultrabeschallung (Branson B−12 Sonifier mit 50 Watt Leistung) behandelt, um vorhandene Partikelaggregationen zu beseitigen.

Als Versuchstiere dienten ausgewachsene Schäferhundbastarde mit einem Körpergewicht von 26−36 kg. Nach Untersuchungen von Eitel und Schweiberer [28] sind Schäferhunde und Schäferhundbastarde in ihrem Knochenaufbau entgegen anderen Versuchstieren mit dem Menschen gut vergleichbar und daher die an diesen Tieren gewonnen Versuchsergebnisse auf den Menschen übertragbar. Alle Versuche wurden in Intubationsnarkose durchgeführt. Zur Prämedikation erhielten die Versuchstiere ca. 30 min vor der Narkose 8 ml Dipidolor i.m. Die Narkoseeinleitung erfolgte mit 10 mg Nembutal/kg Körpergewicht i.v. Nach der Narkoseeinleitung wurden die Tiere intubiert und über einen Bird Mark IV mit einem Sauerstoff/Lachgasgemisch im Verhältnis 1 : 2 beatmet. Der Schluß der Epiphysenfugen wurde mit einem Bildwandler kontrolliert.

Insgesamt wurden 5 verschiedene Versuchsserien durchgeführt (s. Tabelle 2a u. b). In der ersten Versuchsserie wurde, nachdem die Tiere in Narkose gelegt worden waren, eine A. carotis freigelegt. Über die A. carotis wurde ein Katheter unter Bildwandlerkontrolle in die Aorta bis knapp oberhalb der Aortenbifurcation vorgeschoben. Über diesen Katheter erfolgte die Injektion der TM. Wir erhofften, mit diesem Vorgehen eine hohe Konzentration von TM in den Knochen der hinteren Extremität zu erzielen. Die Entnahme des Referenzblutes erfolgte aus einer A. femoralis. Die mit dieser Versuchsanordnung gewonnenen Meßergebnisse waren jedoch uneinheitlich und ließen sich nicht auswerten, insbesondere gab es Unterschiede zwischen dem rechten und dem linken Hinterlauf. Wir führten die unterschiedlichen Meßergebnisse darauf zurück, daß es im Blutstrom zwischen dem Injektionsort der TM oberhalb der Aortenbifurcation und den interessierenden Knochen bzw. der Entnahmestelle des Referenzblutes noch nicht zu einer vollständigen Durchmischung der TM mit dem Blut gekommen war. Die Ergebnisse dieser Versuchsserie wurden in der Auswertung nicht berücksichtigt. Die folgenden Versuchsserien wurden mit einer geänderten Versuchsanordnung vorgenommen.

In allen weiteren Versuchsserien wurde, nachdem die Tiere in Narkose gelegt worden waren, eine A. carotis freigelegt und über diese A. carotis ein 8 Charr-Katheter in den linken Ventrikel vorgeschoben. Über diesen Katheter wurden die TM in die linke Herzkammer injiziert. Dort kam es zu einer vollständigen Durchmischung der TM mit dem Blut. Für jede Messung wurden ca. 10−12 Mill. TM injiziert. Über den im linken Herz liegenden Katheter wurden vor und nach jeder Messung Puls und intracardialer Druck über ein Statham gemessen und aufgezeichnet. Die Kontrolle der Lage des Katheters

Tabelle 2a

Versuchs-serie	Zielsetzung	Zahl der Tiere Zahl der Proben Zahl der Messungen	Untersuchte Knochen
1	Methodik	7 Versuchstiere 327 Proben 764 Messungen	Femur, Tibia und Fibula beider Hinterläufe
2	Methodik und Normaldurchblutung des Knochens	5 Versuchstiere 256 Proben 354 Messungen	Femur, Tibia, Fibula und und Talus eines Hinter-laufes
3	Normaldurchblutung des Knochens und deren Veränderungen nach Manipulationen am Knochen	10 Versuchstiere 703 Proben 2016 Messungen	Femur, Tibia und Talus beider Hinterläufe, teilw. ein Humerusschaft
4	Normaldurchblutung des Knochens und deren Langzeitverände-rungen nach Marknagel-osteosynthese	11 Versuchstiere 715 Proben 2600 Messungen	Femur, Tibia und Talus beider Hinterläufe, teilw. ein Humerusschaft
5	Normaldurchblutung des Knochens und deren Langzeitverände-rungen nach Platten-osteosynthese, Durchblutung eines Knochenspanes	6 Versuchstiere 570 Proben 2280 Messungen	Femur, Tibia und Talus beider Hinterläufe, Humerusschaft-corticalis

erfolgte anfangs durch Kontrastmittelgabe unter Bildwandlerkontrolle, im Verlauf der Versuche wurde die Lage der Katheter laufend an der typischen Druckkurve des linken Ventrikels auf einem Monitor kontrolliert. Die Entnahme des Referenzblutes erfolgte bei den Versuchen, bei denen nur die Knochen einer hinteren Extremität aufgearbeitet wurden aus der A. femoralis der Gegenseite, indem diese kanüliert wurde (Versuchsserie 2, s. Tabelle 2). In den Versuchsserien, in denen die Knochen beider Hinterläufe aufgearbeitet wurden (Versuchsserien 3, 4 und 5, Tabelle 2) wurde über eine A. carotis ein Katheter bis in die Aorta abdominalis vorgeschoben, über den die Entnahme des Referenzblutes erfolgte. In der Versuchsserie 3, in der nach Abschluß der Messungen die Tiere getötet wurden, wurden dazu beide Carotiden freigelegt und kanüliert. In den Langzeitversuchsserien 4 und 5, bei denen nach 2 bzw. nach 6 Wochen weitere Messungen vorgenommen wurden, beide Katheter über eine A. carotis gelegt. Für die Messung der Durchblutung nach 14 Tagen wurden wieder beide Katheter über die gleiche A. carotis gelegt wie bei den ersten Messungen. Bei einigen Versuchstieren, bei denen die A. carotis so thrombosiert war, daß es nicht mehr möglich war, die Katheter in den linken Ventrikel vorzuschieben, geschah dies über eine A. brachialis. Bei der 4. und letzten Messung nach 6 Wochen wurde die zweite A. carotis freigelegt und kanüliert. Durch diese Arterie wurden beide Katheter,

Tabelle 2b

Versuchs-	Injektion, Zahl und Art des MS	Entnahme des Referenzblutes	Zahl und Zeitpunkt der Messungen
1	Inj. d. MS in die Aorta abdominalis ca. 36 Mill/Mess. J; Ce; Sr; Sn; Nb; Cr;	aus einer A. femoralis	2 oder 3 Messungen vor und nach Manipulationen am Knochen
2	Inj. d. MS intrakardial ca. 12 Mill/Mess. Cr; Ce; Sr;	A. femoralis der Gegenseite	1 oder 2 Messungen ohne Manipulationen am Knochen
3	Inj. d. MS intrakardial ca. 12 Mill/Mess. Ce; Sc; Sr; Nb;	A. carotis	3 Messungen vor und nach Manipulationen am Knochen (s. Tabelle)
4	Inj. d. MS intrakardial ca. 12 Mill/Mess. Ce; Sr; Sc; Nb; Cr; Sn;	Aorta abdominalis	4 Messungen vor und nach Osteotomie und Marknagel- osteosynthese am Femur, 2 und 6 Wochen postop.
5	Inj. d. MS intrakardial ca. 12 Mill/Mess. Sc; Ru; Ce; Nb; Sr; Cr; Co;	Aorta abdominalis	4 Messungen vor und nach Osteotomie und Platten- osteosynthese am Femur, 2 und 6 Wochen postoperativ

einer in den linken Ventrikel und der zweite in die Aorta abdominalis gelegt. Nach der letzten Messung wurden die Tiere durch intracardiale Gabe von gesättigter KCl-Lösung getötet. Die interessierenden Knochen wurden entnommen, geröntgt und für einige Tage in Formalin eingelegt. Anschließend wurden die Knochen in Proben bis zu 2,5 g aufgearbeitet, um die Radioaktivität zu messen. Aufgearbeitet wurden die Femora, die Tibiae und die Tali. Bei den Versuchsserien 4 und 5 wurden außerdem ein Humerusschaft teilweise entnommen und mit aufgearbeitet. Spongiosa und Corticalis wurden getrennt untersucht. Die Schaftcorticalis der langen Röhrenknochen wurde in dem Bereich, in dem sie sich vollständig von der Spongiosa trennen ließ, von dieser und von allen Weichteilen einschließlich Periost gesäubert und in 2 cm lange Segmente unterteilt. Diese Segmente wurden einzeln untersucht. Die Corticalissegmente wurden grob geschrotet und in die Probenröhrchen abgefüllt. Auf diese Weise konnten wir in den Probenröhrchen, die aus Gründen der Meßgeometrie nur bis zu einer Höhe von ca. 3 cm gefüllt werden durften, bis zu 2500 mg Corticalis unterbringen. Möglichst hohe Probengewichte waren insbesondere bei der schlecht durchbluteten Corticalis wichtig, um eine große Zahl von TM in den Proben zu haben und um die Meßgenauigkeit zu erhöhen. Durchschnittlich konnten mit einem 2 cm langen Corticalissegment 2 Probenröhrchen gefüllt werden. Alle Meßergebnisse eines Segmentes wurden bei der Auswertung zu einem Meßwert zusammengezogen. Für die Berechnung der Durchblutung der Schaftcorticalis eines Röhrenknochens wurden alle Meßergebnisse zu einem Wert zusammengezogen, um über ein hohes Probengewicht eine größere Meßgenauigkeit zu erzielen.

Aus den Enden der langen Röhrenknochen wurde die Spongiosa isoliert entnommen und deren Radioaktivität gemessen. Da die Durchblutungswerte für die Spongiosa deutlich höher lagen als für die Corticalis, waren weniger hohe Probengewichte erforderlich, um eine zuverlässige Meßgenauigkeit zu erhalten. Trotzdem wurde ebenso verfahren wie oben beschrieben. Sowohl für die proximale als auch für die distale Spongiosa der langen Röhrenknochen wurden mehrere Proben gemessen und dann zu einem Meßwert zusammengefaßt. In der Schaftmitte der langen Röhrenknochen fand sich meist nur Fettmark, das nicht gemessen wurde.

Lediglich den Femurkopf und den Talus haben wir als Mischpräparate aufgearbeitet und gemessen. Spongiosa, Corticalis und Knorpel ließen sich bei diesen Präparaten nicht exakt voneinander trennen. Wir haben deswegen die Femurköpfe und die Tali grob zerkleinert und die Gammaaktivität der gesamten Substanz gemessen. Die Meßergebnisse der 3–4 Einzelproben wurden zu einem Meßwert für jedes Tier zusammengefaßt. Von jedem Versuchstier ging also nur ein Meßwert für jeden Knochenabschnitt in die Berechnungen der durchschnittlichen Durchblutungswerte ein.

Bei den insgesamt 5 Versuchsserien, die wir durchgeführt haben (Tabelle 2), ging es uns in den ersten beiden Versuchsserien darum, die Untersuchungsmethode zu erproben und zu standardisieren. Für gut durchblutete Organe, wie für das Herz, war die Methode zwar vielfach unter verschiedenen Bedingungen erprobt, für das gering durchblutete Organ Knochen lagen aber zu Beginn unserer Arbeiten nur wenige Veröffentlichungen vor [8]. Erst in den letzten Jahren sind einige hinzugekommen [29, 51, 57, 58, 59, 61, 74, 75, 92, 93, 103, 104]. In der zweiten Versuchsserie wollten wir die Durchblutungsverhältnisse an den intakten Knochen der hinteren Extremität beim Schäferhund untersuchen. Manipulationen irgendwelcher Art wurden an den Knochen nicht durchgeführt. Diese Messung der Durchblutungsverhältnisse am normalen gesunden Knochen wurde auch in allen weiteren Versuchsserien durchgeführt, bevor irgendwelche Manipulationen am Knochen unternommen wurden. Auf diese Weise haben wir bei jedem Versuchstier die durch die Manipulationen am Knochen verursachten Veränderungen gemessen.

In der dritten Versuchsserie wurden an den langen Röhrenknochen der hinteren Extremität verschiedene Verletzungen gesetzt.

Ziel der Messungen war es, die unmittelbar postoperativ auftretenden Veränderungen der Durchblutung zu bestimmen. Die Tiere wurden direkt nach der letzten Messung getötet, Langzeitveränderungen wurden nicht untersucht.

Bei der vierten und bei der fünften Versuchsserie haben wir Langzeituntersuchungen durchgeführt. Nach Osteotomien und Osteosynthesen an einem Femur wurden die Durchblutungsveränderungen an diesem Femur und an den anderen unverletzten Knochen der hinteren Extremität gemessen. Z.T. wurde auch der Humerusschaft mit untersucht. In der vierten Untersuchungsreihe haben wir Femurosteotomien gesetzt und diese mit einem Küntscher-Marknagel stabilisiert. In der letzten Serie wurden Femurschaftosteotomien mit einer Plattenosteosynthese versorgt. Gleichzeitig wurde ein corticospongiöser Knochenspan vom Beckenkamm verpflanzt. In den beiden letzten Versuchsserien erfolgten die Messungen der Durchblutung direkt postoperativ, nach zwei Wochen und nach sechs Wochen. In zwei weiteren Versuchsserien wurden auch die Durchblutungswerte von freitransplantierten Rippenspänen, Beckenkammspänen und autologer sowie homoiologer Spongiosa untersucht. Aus diesen Versuchsserien wurden hier nur die Werte für die Normaldurchblutung übernommen, sodaß die Werte für die Normaldurchblutung auf der Auswertung von 48 Versuchstieren basieren.

Insgesamt wurden von 39 Versuchstieren 2570 Gewebeproben gewonnen, an denen 8014 Einzelmessungen durchgeführt wurden.

Alle Durchblutungswerte werden im Folgenden angegeben in ml pro 100 g Substanz und pro Minute (ml/100 g · min). Die Angabe der Durchblutungswerte erfolgt als Mittelwert ± Standardfehler ($X \pm S_X$). Für die statistischen Signifikanzberechnungen wurde entweder der t-Test, die Rang-Summen-Tests von Wilcoxon-Mann-Whitney, Wilcoxon und Wilcox oder Friedmann Test [84] herangezogen. Wenn im Folgenden keine näheren Angaben gemacht werden, beträgt die Irrtumswahrscheinlichkeit für die Signifikanzberechnungen $p < 0,05$.

5 Untersuchungsergebnisse

Im Laufe der Untersuchungen hat sich gezeigt, daß die Durchblutungswerte von Versuchstier zu Versuchstier stark schwankten, während die Individualwerte bei den einzelnen Versuchstieren z.B. für die Corticalis oder für die Spongiosa nur geringe Unterschiede aufwiesen. Ebenso schwankten auch die Mittelwerte der ermittelten Durchblutung von Versuchsgruppe zu Versuchsgruppe. Um einen besseren Vergleich zu ermöglichen wurden daher die Ausgangswerte als 100% angesetzt und in den graphischen Darstellungen jeweils die prozentualen Veränderungen aufgezeichnet. Diese Schwankungen sind damit zu erklären, daß uns kein einheitliches Untersuchungsmaterial zur Verfügung stand. Bei den Hunden handelte es sich durchweg um Schäferhundbastarde unterschiedlichen Alters und unterschiedlichen Gewichts. Bei der Zahl der Untersuchungen mußten wir uns sehr beschränken, da die Versuche einen großen Aufwand erforderten und insbesondere die Kosten für die TM recht hoch waren. Noch wesentlich höhere Kosten und Probleme entstanden aber bei der Beseitigung der radioaktiven Tierkadaver. Wegen der geringeren Durchblutung der Knochen mußten wir die Zahl der TM, die wir pro Messung injizierten, gegenüber den Untersuchungen am Herzen verdoppeln. Die Probleme der Entsorgung wurden dadurch erheblich erschwert und dadurch, daß die Untersuchungen an großen Schäferhunden durchgeführt wurden, wegen der besseren Vergleichbarkeit der Knochenstruktur mit der des Menschen als bei anderen, insbesondere bei kleineren Versuchstieren [28].

5. 1 Die Normaldurchblutung des Knochens

In den Untersuchungsserien 2–5 (Tabelle 3) und den beiden noch folgenden Serien wurde die Normaldurchblutung der Knochen bestimmt, bevor irgendwelche Manipulationen am Knochen erfolgten. In die Berechnung der Mittelwerte wurde bei den Versuchsserien 2 und 3 die Meßwerte aller untersuchten Knochen mit einbezogen. Bei den Langzeituntersuchungsserien wurden lediglich die Meßwerte der Knochen des nicht operierten Laufes in die Berechnung der Normaldurchblutung aufgenommen. Bei der Auswertung dieser Meßergebnisse hatte sich gezeigt, daß die Durchblutungswerte für den gesamten operierten Lauf etwas höher liegen als für den nicht operierten Lauf. Schon bei der Aufarbeitung der Knochen war aufgefallen, daß sich die Knochen des operierten Laufes leichter zerkleiner ließen und weicher waren als die Gegenseite. Wir sehen darin einen Effekt der Entkalkung des Knochens, wie er bei der Frakturheilung auftritt. Da die von uns gewonnenen Meßwerte für die Durchblutung gewichtsbezogene Werte sind, werden diese zwangsläufig relativ höher, wenn das spezifische Gewicht des Knochens durch Kalkverlust geringer wird.

Betrachtet man die durchschnittlichen Durchblutungswerte, so fallen zunächst die Unterschiede zwischen der Corticalis und der Spongiosa auf (Tabelle 3; Abb. 2). Die Spongiosa ist ca. 6fach stärker durchblutetet als die Corticalis der vergleichbaren Region. Deutlich ist auch der Abfall der Durchblutungswerte vom Femur zur Tibia und weiter zum Talus. Bei den Durchblutungswerten für den Talus handelt es sich allerdings um Werte, die aus Misch-

Tabelle 3. Durchblutungswerte verschiedener Knochen beim ausgewachsenen Schäferhund-bastard, gemessen in ml x $100g^{-1}$ x min^{-1} (Mittelwert ± Standardfehler; n = Zahl der Versuchstiere)

	n	ml x $100g^{-1}$ x min^{-1}
Spongiosa		
Proximale Femurspongiosa	48	13,26 ± 1,04
Distale Femurspongiosa	48	12,37 ± 1,17
Proximale Tibiaspongiosa	47	8,79 ± 0,94
Distale Tibiaspongiosa	45	4,81 ± 0,61
Corticalis		
Femurschaftcorticalis	47	2,13 ± 0,28
Tibiaschaftcorticalis	46	1,59 ± 0,29
Humerusschaftcorticalis	24	3,03 ± 0,69
Mischpräparate		
Femurkopf	28	7,47 ± 0,70
Talus	47	2,37 ± 0,38

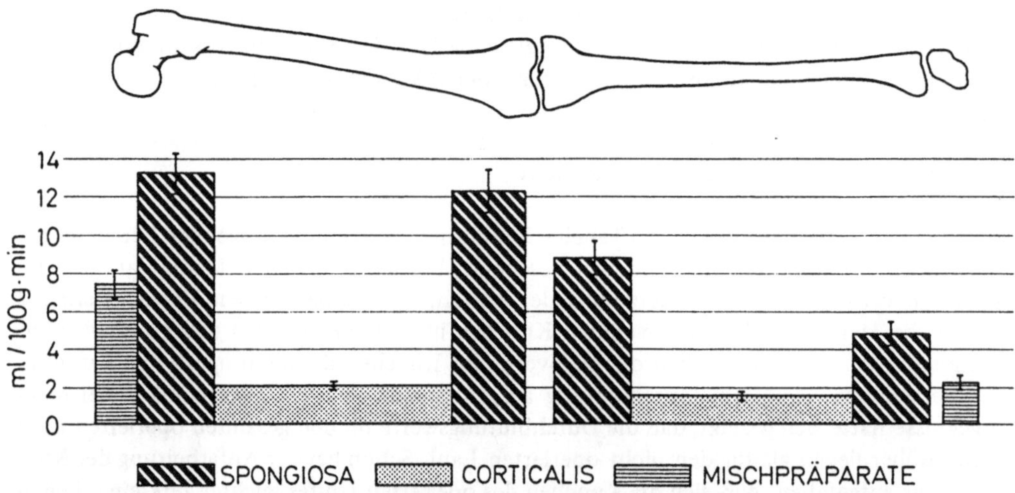

Durchblutung der Knochen der hinteren Extremität beim ausgewachsenen Schäferhundbastard in ml·$100g^{-1}$·min^{-1} (Mittelwerte ± Standardfehler)

Abb. 2. Durchblutungswerte der Knochen der hinteren Extremität beim Schäferhund in ml/100 g · min (Mittelwerte ± Standardfehler). Der Unterschied zwischen den Durchblutungswerten der Femurschaftcorticalis und der Tibiaschaftcorticalis ist hochsignifikant (p < 0,001). Die Unterschiede zwischen proximaler und distaler Tibiaspongiosa sowie zwischen der distalen Tibiaspongiosa und dem Talus sind ebenfalls signifikant. Nicht signifikant sind die Unterschiede zwischen proximaler und distaler Femurspongiosa sowie zwischen distaler Femurspongiosa und proximaler Tibiaspongiosa

präparaten gewonnen wurden. Es handelt sich beim Talus wie auch beim Femurkopf zwar überwiegend um spongiösen Knochen, bei der Präparation ließen sich aber Spongiosa, Corticalis und Knorpel nicht voneinander trennen. Trotz des überwiegend spongiösen Charakters des Talus liegen seine Durchblutungswerte mit 2,37 ml/100 g · min in der Größenordnung der Durchblutungswerte der Femurschaftcorticalis, die durchschnittlich 2,13 ml/100 g · min aufweist. Die Durchblutungswerte der Humerusschaftcorticalis liegen mit 3,03 ml/100 g · min ebenfalls in dem Bereich der Femurschaftcorticalis. Die Tibiaschaftcorticalis weist Durchblutungswerte von 1,59 ml/100 g · min auf. Während die Durchblutung der weiter peripher gelegenen Knochen deutlich geringer ist als die zentral gelegenen Knochen, sind die Durchblutungswerte innerhalb eines Knochens weitgehend konstant. Die Werte für die Spongiosa des proximalen und des distalen Femurschaftes unterscheiden sich mit 13,26 bzw. 12,37 ml/100 g · min nicht voneinander. Bei der Femurschaftcorticalis ist lediglich in der distalen Hälfte ein geringer nicht signifikanter Abfall der Durchblutung gegenüber den proximalen Anteilen der Femurschaftcorticalis zu verzeichnen. Ähnlich sind die Verhältnisse an der Tibia (Tabelle 4; Abb. 3).

Im distalen Anteil findet sich ein geringer Abfall der Corticalisdurchblutung gegenüber den proximalen Anteilen der Tibiaschaftcorticalis. Ein deutlicher Abfall der Durchblutungswerte innerhalb eines Knochens fand sich lediglich zwischen der Spongiosa des proximalen Tibiaschaftes mit 8,79 ml/100 g · min und der Spongiosa des distalen Tibiaschaftes mit 4,81 ml/100 g · min.

Der Unterschied zwischen der Femurschaftcorticalis und der Tibiaschaftcorticalis ist im Rang-Summen-Test hoch signifikant (p < 0,001), ebenso der Unterschied zwischen proximaler und distaler Tibiaspongiosa sowie zwischen der distalen Tibiaspongiosa und dem Talus. Nicht signifikant ist der Unterschied zwischen proximaler und distaler Femurspongiosa sowie zwischen distaler Femurspongiosa und proximaler Tibiaspongiosa.

Die mehr zentral gelegenen Knochen sind stärker durchblutet als die weiter peripher gelegenen Knochen, während innerhalb eines Knochens die Durchblutungswerte weitgehend konstant sind. Die Spongiosa ist ca. 8–10fach stärker durchblutet als die Corticalis der gleichen Region.

5.2 Veränderungen der Durchblutung nach Manipulation am Knochen

In der dritten Untersuchungsserie sollten die Veränderungen der Durchblutung der Knochen der hinteren Extremität gemessen werden, unmittelbar nachdem verschiedene Manipulationen an den Knochen durchgeführt worden waren. Nachdem die Versuchstiere in Narkose gelegt worden waren, wurden beide Carotiden freigelegt. Durch eine A. carotis, wurde ein Katheter in den linken Ventrikel vorgeschoben, in die andere A. carotis wurde eine Verweilkanüle zur Entnahme des Referenzblutes eingelegt. Über den Herzkatheter wurden die TM injiziert, die Ventrikeldruckkurve über einen elektromagnetischen Druckwandler auf einem Monitor dargestellt und zwischenzeitlich aufgezeichnet. Nach dem Legen der Katheter wurden die Kreislaufparameter überprüft und die ersten tracer microspheres (TM) zur Messung der Normaldurchblutung injiziert. Gleichzeitig wurde das Referenzblut entnommen. Folgende Manipulationen wurden an den Knochen vorgenommen (Tabelle 5). Ein Tibiaschaft wurde in seiner gesamten Länge deperiostiert, bei der anderen Tibia wurde der Markraum mit einem Handbohrer ausgebohrt.

Tabelle 4. Durchblutungswerte der Schaftcorticalis langer Röhrenknochen innerhalb von 2 cm-Segmenten von proximal nach distal gemessen in ml/100 g · min (Mittelwerte ± Standardfehler; n = Zahl der Versuchstiere)

Höhe in cm	n	Femurschaft-corticalis	n	Tibiaschaft-corticalis
3/4	11	1,37 ± 0,22		
5/6	12	1,31 ± 0,19	12	0,78 ± 0,15
7/8	12	1,34 ± 0,17	12	0,71 ± 0,12
9/10	12	1,15 ± 0,18	12	0,73 ± 0,12
11/12	12	1,17 ± 0,20	12	0,72 ± 0,11
13/14	11	1,13 ± 0,18	12	0,61 ± 0,12
15/16	7	1,13 ± 0,23	12	0,59 ± 0,10
17/18			11	0,64 ± 0,11

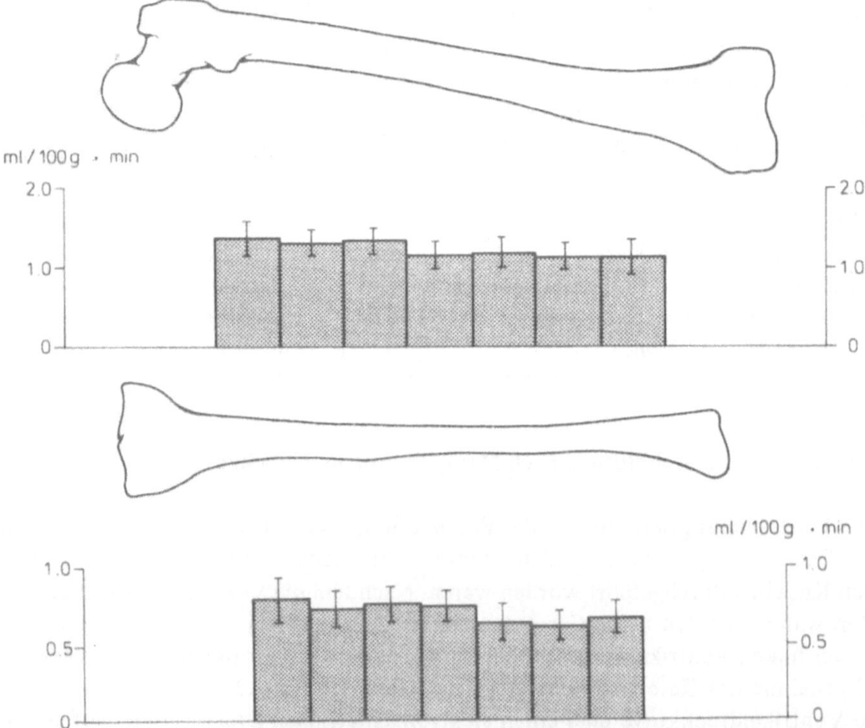

Abb. 3. Durchblutungswerte der Femurschaftcorticalis (*oben*) und der Tibiaschaftcorticalis (*unten*) innerhalb von 2 cm Segmenten in ml/100 g · min (Mittelwerte ± Standardfehler, s. Tabelle 4). Die Unterschiede zwischen den einzelnen Segmenten sind nicht signifikant

Tabelle 5. Versuchsanordnung zur Messung der Knochendurchblutung der hinteren Extremität von Schäferhundbastarden vor und nach Manipulation am Knochen

re. Femur	Schrägosteotomie in Schaftmitte	interfragmentäre Verschraubung mit 3 Zugschrauben	
li. Femur	Querosteotomie in Schaftmitte	Plattenosteosynthese mit 6-Loch-DC-Platte	Töten der Versuchstiere mit gesättigter KCl-Lösung intrakardial
re. Tibia	Deperiostierung des gesamten Schaftes	Querosteotomie in Schaftmitte	
li. Tibia	Ausbohren der Markhöhle	Deperiostierung des gesamten Schaftes	
	↑	↑	↑
	0	35	80 min
	1.	2.	3. Messung

Bei einem Femur wurde etwa in Schaftmitte mit einer oscillierenden Säge eine Querosteotomie gesetzt, am anderen Femur eine lange Schrägosteotomie. Die Osteotomieflächen wurden mit Knochenwachs abgedichtet, um die Blutverluste so gering wie möglich zu halten. Nach erneuter Kontrolle der Kreislaufparameter erfolgte die 2. Messung mit anders markierten TM. Die zweite Messung erfolgte durchschnittlich 35 min nach der ersten Messung. Anschließend wurde die Querosteotomie am Femur mit einer 6-Loch-DC-Platte, die unter Kompression angebracht wurde, versorgt. Die Schrägosteotomie wurde mit drei interfragmentären Zugschrauben stabilisiert (Abb. 4). Die ausgebohrte Tibia wurde zusätzlich am gesamten Schaft deperiostiert, und die deperiostierte Tibia wurde etwa in Schaftmitte mit einer oscillierenden Säge osteotomiert. Nach Kontrolle der Kreislaufparameter erfolgte die dritte und letzte Messung der Durchblutung mit wiederum anders markierten TM, durchschnittlich 80 min nach der ersten Messung.

Schließlich wurden die Versuchstiere durch intrakardiale Injektion von gesättigter KCl-Lösung getötet. Bei zwei Versuchstieren kam es vor der abschließenden Messung zu einem Blutdruckabfall und zu einem Pulsanstieg, bei der Auswertung wurden die Ergebnisse der dritten Messung dieser beiden Hunde nicht berücksichtigt. Untersuchungen von Yu [114] hatten gezeigt, daß im hämorrhagischen Schock die Durchblutung der Knochen stark absinkt. Fällt der systolische Blutdruck auf 55% des Ausgangswertes ab, sinken die Durchblutungswerte der Knochen überproportional auf 22,5% ab. Ein Hund verstarb vor der letzten Messung wegen eines Versagens des Beatmungsgerätes. Ausgewertet wurden also lediglich die Meßergebnisse, bei denen die Versuchstiere zum Zeitpunkt der Messung kreislaufstabil waren. Für die 1. und 2. Messung waren dies 10 Tiere, für die 3. Messung noch 7 Versuchstiere. Dadurch erklärt sich auch, daß in den folgenden Tabellen die Differenzen der Mittelwerte rechnerisch nicht mit den mittleren Differenzen übereinstimmen, da für die Berechnung der Mittelwerte der 1. und 2. Messung 10 Werte zur Verfügung standen, die mittleren Differenzen zwischen 1. und 3. Messung aber nur von den 7 Tieren

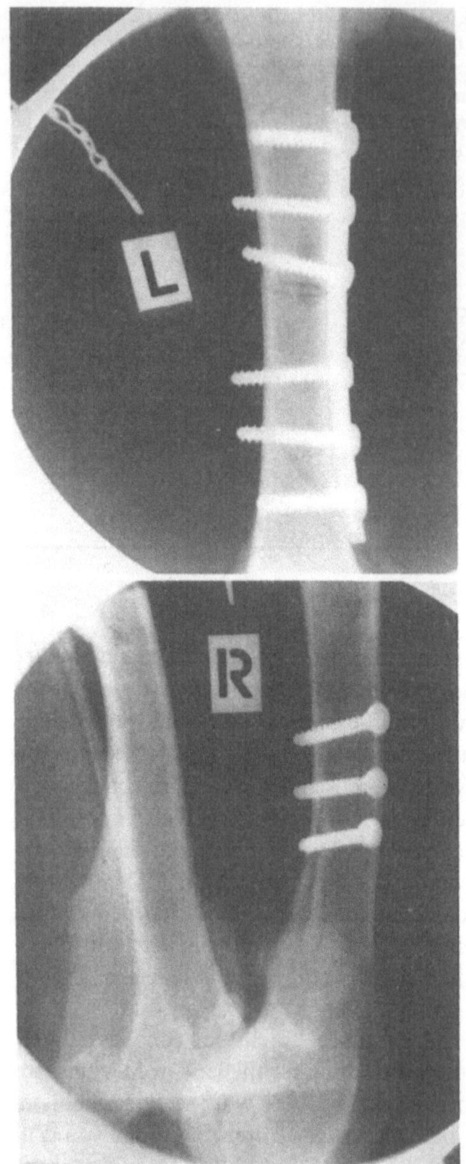

Abb. 4. *Oben:* Der linke Femur: Querosteotomie, versorgt mit einer 6-Loch-DC-Platte.
Unten: Der rechte Femur: Eine lange Schrägosteotomie, versorgt mit 3 interfragmentären
Zugschrauben

errechnet werden konnten, bei denen alle 3 Messungen in die Auswertung aufgenommen wurden.

Eine zwischen rechtem und linkem Hinterlauf vergleichende Auswertung der dritten Versuchsserie, in der keine Langzeitversuche durchgeführt wurden, aber beide Hinterläufe aufgearbeitet und untersucht wurden, zeigt, daß bei der oben beschriebenen Versuchsanordnung die präoperativen Ausgangswerte für die Durchblutung der Knochen zwischen rechts und links gleich sind und keine Seitenunterschiede aufweisen (Tabelle 6).

Tabelle 6. Vergleich der Durchblutungswerte der Knochen zwischen rechtem und linkem Hinterlauf bei ausgewachsenen Schäferhundbastarden in ml/100 g · min (Mittelwert ± Standardfehler)

	Zahl der untersuchten Tiere	rechts	links
Femurschaftcorticalis	10	1,50 ± 0,25	1,59 ± 0,24
Tibiaschaftcorticalis	10	1,11 ± 0,20	1,08 ± 0,22
Talus	10	2,43 ± 0,45	2,34 ± 0,46
Proximale Femurspongiosa	9	8,46 ± 1,49	9,17 ± 2,23
Distale Femurspongiosa	9	10,81 ± 2,38	10,19 ± 2,25
Distale Tibiaspongiosa	9	6,46 ± 1,18	6,47 ± 1,40

5. 2. 1 Deperiostieren und Ausbohren der Tibia

Die immer wieder kontrovers diskutierte Frage, ob der wesentliche Anteil der Durchblutung des Corticalisrohres vom Periost oder von der Markhöhle her erfolgt [4, 16, 27, 56, 97], hofften wir beantworten zu können, indem wir eine Tibia im gesamten Schaftbereich deperiostierten und den Markraum der zweiten Tibia vom Tibiakopf her ausbohrten. Zum Ausbohren benutzten wir einen Handbohrer, mit dem wir lediglich den Inhalt der Markhöhle mit den Gefäßen zerstörten, ohne das Corticalisrohr selbst zu beschädigen und ohne Hitzeschäden zu setzen. Es entstand auch kein Überdruck in der Markhöhle und kein Bohrmehr, welches die Haverschen Kanäle hätten zusetzen können, wie es von anderen Untersuchern beschrieben wird [17, 102]. Die gemessenen Veränderungen der Durchblutungsgröße sind lediglich auf die Zerstörung der Markraumgefäße zurückzuführen. Die Ergebnisse zeigen, daß nach dem Ausbohren der Markhöhle die Durchblutung der Corticalis um ca. 65% absinkt, während sie nach der alleinigen Deperiostierung nur etwa halb so stark abnimmt, nämlich um ca. 30% (Tabelle 7; Abb. 5). Der Abfall der Durchblutung nach dem Ausbohren der Markhöhle gegenüber dem Ausgangswert ist statistisch hoch signifikant (p < 0,01), während der Abfall der Durchblutungswerte nach der Deperiostierung des Schaftes nicht signifikant ist. Der unterschiedliche Abfall der Durchblutung zwischen beiden Seiten ist signifikant. Wird die Tibia mit der ausgebohrten Markhöhle zusätzlich deperiostiert, geht die Durchblutung der Corticalis erwartungsgemäß gegen 0.

Setzt man nach alleiniger Deperiostierung des Tibiaschaftes etwa in Schaftmitte eine zusätzliche Querosteotomie (Tabelle 8; Abb. 6), so zeigt sich, daß in der Zwischenzeit die Durchblutung proximal der Osteotomie wieder angestiegen ist und sich dem Ausgangswert weitgehend angenähert hat. Möglicherweise haben hier nur Gefäßspasmen eine Rolle gespielt, die sich nach kurzer Zeit wieder gelöst haben, oder die Anastomosen zum epi- und metaphysären Gefäßsystem sind stärker zum Tragen gekommen. Distal der Osteotomie ist die Durchblutung weiter abgesunken, da die zentralen Markraumgefäße bei der Osteotomie mit unterbrochen wurden. Die unterschiedlichen Ausgangswerte für die Tibiaschaftcorticalis zwischen der Tabelle 7 und der Tabelle 8 erklären sich daraus, daß in der Tabelle 8 nur die 7 Versuchstiere berücksichtigt wurden, die über den gesamten Versuchszeitraum kreislaufstabil geblieben waren, während in der Tabelle 7 alle 10 Versuchstiere aufgenommen wurden. Der Abfall der Durchblutung in dieser Gruppe ist proximal der

Tabelle 7. Durchblutung der Tibiaschaftcorticalis vor und nach Ausbohren der Markhöhle und nach zusätzlicher Deperiostierung des gesamten Schaftes sowie nach alleiniger Deperiostierung des Tibiaschaftes bei ausgewachsenen Schäferhundbastarden in ml/100 g · min (Mittelwert ± Standardfehler)

	Ausgangswert	nach Ausbohren	nach Deperiostierung
Tibiaschaftcorticalis (links) mittlere Differenz zum Ausgangswert	1,08 ± 0,22	0,31 ± 0,07 - 0,77 ± 0,24	0,15 ± 0,03 - 0,94 ± 0,26

		nach alleiniger Deperiostierung	
Tibiaschaftcorticalis (rechts) mittlere Differenz zum Ausgangswert	1,14 ± 0,20	0,74 ± 0,13 - 0,39 ± 0,20	

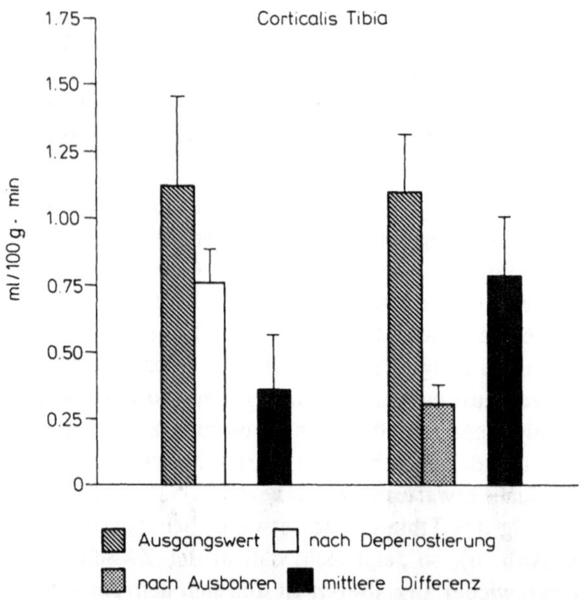

Abb. 5. Durchblutungswerte der Tibiaschaftcorticalis vor und nach Periostierung des gesamten Tibiaschaftes (*rechts*) und Ausbohren der Markhöhle (*links*) in ml/100 g · min (Mittelbwerte; mittlere Differenzen ± Standardfehler). Der Rückgang der Durchblutungswerte nach der Deperiostierung ist nicht signifikant, nach dem Ausbohren der Markhöhle ist der Rückgang hochsignifikant (p < 0,01). Der unterschiedliche Abfall der Durchblutungswerte ist ebenfalls signifikant

Tabelle 8. Durchblutung der Tibiaschaftcorticalis vor und nach Deperiostierung des gesamten Tibiaschaftes und nach zusätzlicher Osteotomie in Schaftmitte bei ausgewachsenen Schäferhundbastarden in ml/100 g · min (Mittelwert ± Standardfehler)

	Ausgangswert	nach Deperiostierung	nach Osteotomie
Proximal der Osteotomie	1,21 ± 0,24	0,58 ± 0,12	0,96 ± 0,24
Mittlere Differenz zum Ausgangswert		- 0,63 ± 0,26	- 0,25 ± 0,30
Distal der Osteotomie	1,32 ± 0,27	0,75 ± 0,20	0,45 ± 0,13
Mittlere Differenz zum Ausgangswert		- 0,58 ± 0,22	- 0,87 ± 0,27

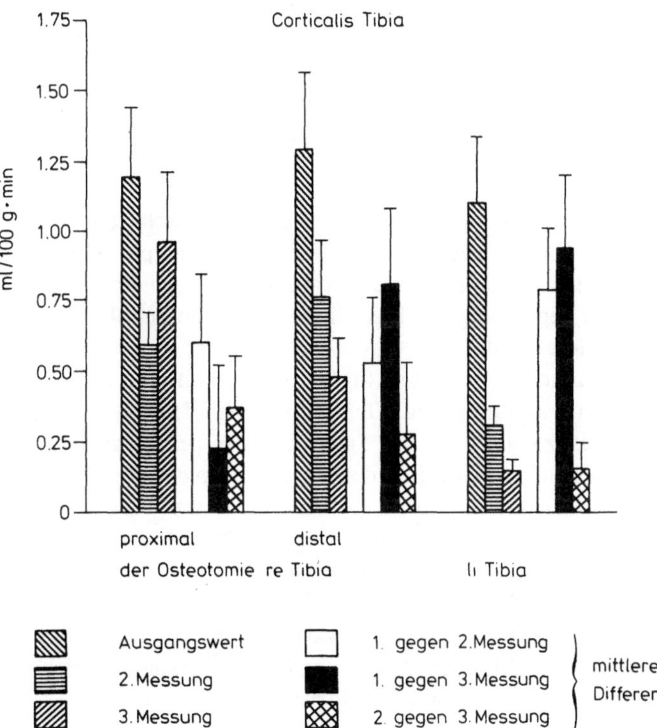

Abb. 6. Durchblutungswerte für die Tibiaschaftcorticalis. *Rechts:* Vor und nach Deperiostierung des gesamten Tibiaschaftes und nach zusätzlicher Querosteotomie. *Links:* Vor und nach Ausbohren der Markhöhle und nach zusätzlicher Deperiostierung in ml/100 g · min (Mittelwerte; mittlere Differenzen ± Standardfehler). Nach der Deperiostierung sinkt die Durchblutung proximal signifikant ab, steigt dann aber wieder an. Distal ist der Abfall nach der Deperiostierung nicht signifikant, nach der Querosteotomie sinkt die Durchblutung weiter ab. Die Differenz zum Ausgangswert ist danach signifikant. Nach dem Ausbohren der Markhöhle fällt die Durchblutung signifikant ab

Tabelle 9. Durchblutung der Tibiaspongiosa vor und nach Deperiostierung des gesamten Tibiaschaftes und nach zusätzlicher Osteotomie in Schaftmitte und nach Ausbohren der Markhöhle und zusätzlicher Deperiostierung des Tibiaschaftes bei ausgewachsenen Schäferhundbastarden in ml/100 g · min (Mittelwert ± Standardfehler)

	Ausgangswert	nach Deperiostierung	nach Osteotomie
Proximal der Osteotomie	6,82 ± 1,49	4,35 ± 0,54	4,85 ± 0,91
Mittlere Differenz zum Ausgangswert		- 2,47 ± 1,43	- 3,09 ± 1,40
Distal der Osteotomie	6,48 ± 1,31	3,81 ± 0,74	3,79 ± 0,74
Mittlere Differenz zum Ausgangswert		- 2,66 ± 1,55	- 3,74 ± 1,67
		nach Ausbohren	nach Deperiostierung
Distale Tibiaspongiosa	6,47 ± 1,31	3,50 ± 0,90	2,94 ± 0,71
Mittlere Differenz zum Ausgangswert		- 2,97 ± 1,35	- 4,73 ± 1,99

Osteotomie nach der Deperiostierung statistisch signifikant, während distal der Osteotomie der Unterschied erst nach Deperiostierung plus Querosteotomie signifikant ist.

Die dritte Säulengruppe der Abb. 6 zeigt noch einmal zum Vergleich die Durchblutungswerte der gegenseitigen Tibia, die zunächst ausgebohrt und im nächsten Schritt zusätzlich deperiostiert wurde.

Ein ähnliches Verhalten findet man, wenn man sich die Spongiosa der deperiostierten und dann osteotomierten Tibia betrachtet (Tabelle 9; Abb. 7). Nach der Deperiostierung kommt es zunächst in der Spongiosa des proximalen und des distalen Tibiaschaftes zu einem deutlichen Absinken der Durchblutungswerte. Zwischen der zweiten und der dritten Messung, der durchschnittliche zeitliche Abstand zwischen den Messungen betrug 45 min, kam es proximal zu einer Erholung der Durchblutung, die distal nicht stattfand. Die Veränderungen waren statistisch nicht signifikant.

Ähnlich ist das Verhalten der Durchblutungswerte der Spongiosa des distalen, mit dem Handbohrer ausgebohrten, Tibiaschaftes. Direkt nach dem Ausbohren kommt es zu einem statistisch signifikanten Abfall der Durchblutung, der sich nach der zusätzlichen Deperiostierung nur geringfügig weiter fortsetzt.

> Nach dem Ausbohren der Tibiamarkhöhle sinkt die Durchblutung der Corticalis wesentlich stärker ab als nach der Deperiostierung. Nach Ausbohren und Deperiostierung gehen die Durchblutungswerte gegen 0.

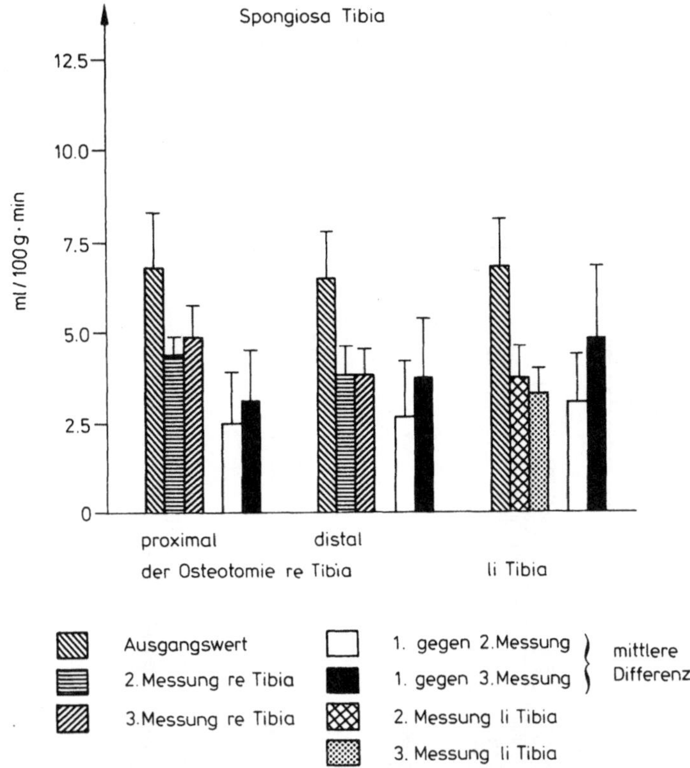

Abb. 7. Durchblutungswerte für die Spongiosa des proximalen und des distalen Tibiaschaftes. *Rechts:* Vor und nach Deperiostierung des gesamten Tibiaschaftes und nach zusätzlicher Querosteotomie. *Links:* (nur distale Spongiosa) Vor und nach Ausbohren der Markhöhle und nach zusätzlicher Deperiostierung in ml/100 g · min (Mittelwerte; mittlere Differenzen ± Standardfehler). Die Veränderungen an der rechten Tibia sind nicht signifikant, links ist der Wert nach dem Ausbohren der Markhöhle gegenüber dem Ausgangswert signifikant niedriger

5. 2. 2 *Osteotomien und Osteosynthesen am Femur*

Bei den Durchblutungswerten für die Femurschaftcorticalis zeigt sich, daß nach alleiniger Durchführung einer Osteotomie proximal der Osteotomie die Durchblutungswerte nur geringfügig absinken (Tabelle 10), während sie distal der Osteotomie wesentlich stärker abfallen. Der unterschiedliche Abfall der Durchblutungswerte ist signifikant. In dieser Tabelle wurden die Werte beider Femora, also vor und nach Querosteotomien und Schrägosteotomien mit aufgenommen.

Betrachtet man die quer und schräg osteotomierten Femora getrennt (Abb. 8, 9), wird deutlich, daß die Querosteotomie die Durchblutung im proximalen Fragment zunächst weniger stark beeinträchtigt als die Schrägosteotomie, bedingt durch die weniger ausgedehnte Freilegung des Knochens. In den distalen Fragmenten sinken die Durchblutungswerte annähernd gleich stark ab. Der Abfall der Durchblutung in den distalen Fragmenten

Tabelle 10. Durchblutung der Femurcorticalis vor und nach Osteotomien in Schaftmitte bei ausgewachsenen Schäferhundbastarden in ml/100 g · min (Mittelwert ± Standardfehler)

	Ausgangswert	nach Osteotomie
Proximal der Osteotomie	1,59 ± 0,25	1,35 ± 0,22
Mittlere Differenz zum Ausgangswert		- 0,25 ± 0,35
Distal der Osteotomie	1,55 ± 0,25	0,60 ± 0,15
Mittlere Differenz zum Ausgangswert		- 0,95 ± 0,31

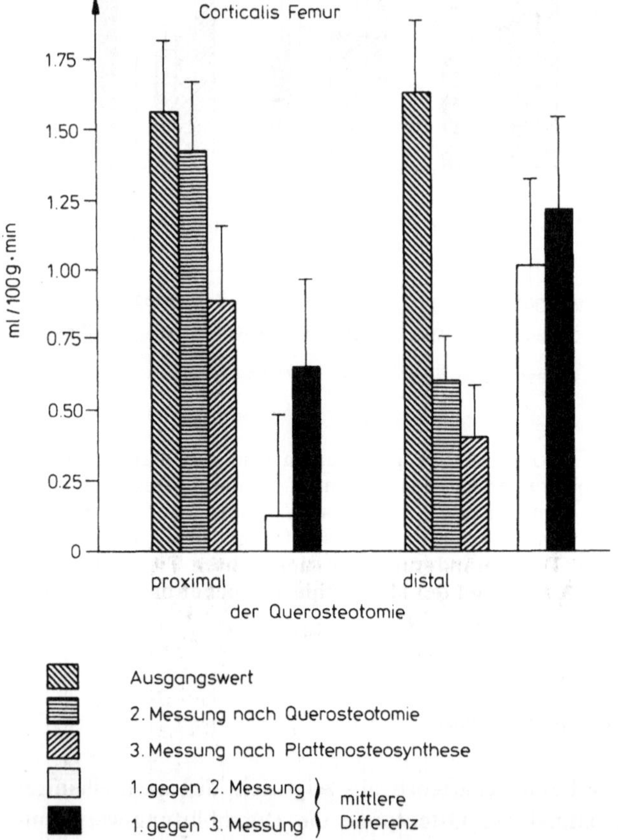

Abb. 8. Durchblutungswerte der Femurschaftcorticalis proximal und distal einer Querosteotomie vor und nach Osteotomie und Plattenosteosynthese in ml/100 g · min (Mittelwerte; mittlere Differenzen ± Standardfehler). Nach der Querosteotomie kommt es lediglich distal zu einem signifikanten Abfall der Durchblutungswerte. Proximal kommt es erst nach Durchführung der Osteosynthese zu einem signifikanten Abfall der Durchblutungswerte

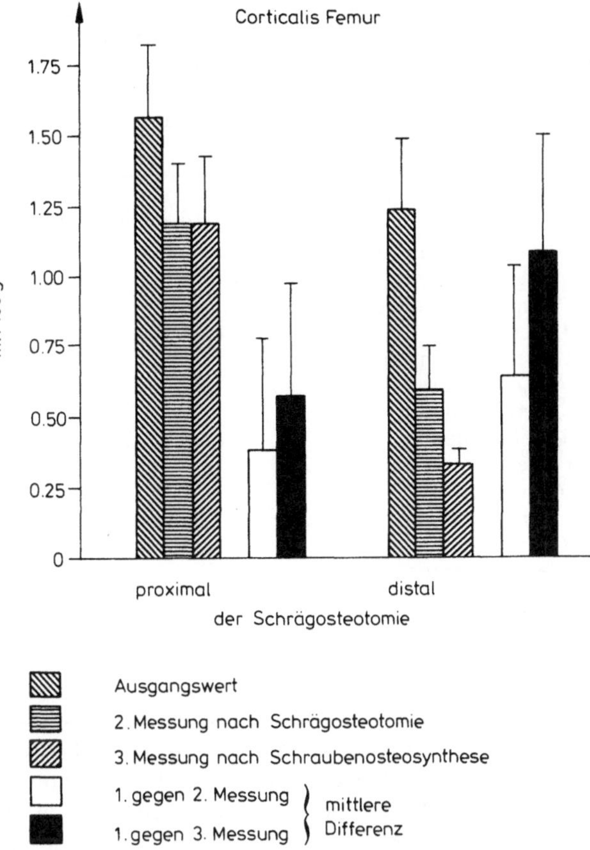

Abb. 9. Durchblutungswerte der Femurschaftcorticalis proximal und distal einer Schrägosteotomie vor und nach der Osteotomie und der Schraubenosteosynthese in ml/100 g · min (Mittelwerte; mittlere Differenzen ± Standardfehler). Die Veränderungen im proximalen Fragment sind nicht signifikant. Im distalen Fragment ist die Differenz zwischen Ausgangswert und dem Wert nach der Osteosynthese signifikant. Der unterschiedliche Abfall der Durchblutungswerte proximal und distal der Osteotomie ist ebenfalls signifikant

ist hoch signifikant (p < 0,01). Die im nächsten Schritt mit einer Osteosynthese versorgte Femora zeigen allerdings, daß nach der Plattenosteosynthese auch im proximalen Fragment ein signifikanter Abfall der Durchblutungswerte erfolgt, wie er nach der Schraubenosteosynthese nicht stattfindet.

Im distalen Fragment führen beide Osteosynthesen nur zu einem geringfügigen weiteren Abfall der Durchblutungswerte.

Untersucht man die Durchblutungsgrößen der quer osteotomierten und anschließend mit einer Plattenosteosynthese versorgten Femora in Abhängigkeit von der Entfernung zur Osteotomie, so zeigt sich in den einzelnen Segmenten ein unterschiedliches Verhalten der Werte (Tabelle 11; Abb. 10). Die Werte für das Plattenlager sind in dieser Aufstellung nicht enthalten.

Tabelle 11. Durchblutung der Femurcorticalis vor und nach Querosteotomien in Schaftmitte und nach Plattenosteosynthesen in Abhängigkeit von der Entfernung zur Osteotomie in ml/100 g · min (ausschließlich Plattenlager; Mittelwert ± Standardfehler)

	Ausgangswert	nach Osteotomie	nach Osteosynthese
Ab 2 cm proximal der Osteotomie	1,70 ± 0,27	1,59 ± 0,32	1,06 ± 0,27
Mittlere Differenz zum Ausgangswert		- 0,16 ± 0,43	- 0,64 ± 0,47
Bis 2 cm proximal der Osteotomie	1,34 ± 0,22	1,04 ± 0,30	0,56 ± 0,10
Mittlere Differenz zum Ausgangswert		- 0,33 ± 0,42	- 0,91 ± 0,29
Bis 2 cm distal der Osteotomie	1,64 ± 0,30	0,58 ± 0,16	0,34 ± 0,15
Mittlere Differenz zum Ausgangswert		- 1,05 ± 0,33	- 1,38 ± 0,31
Ab 2 cm distal der Osteotomie	1,64 ± 0,19	0,64 ± 0,19	0,52 ± 0,17
Mittlere Differenz zum Ausgangswert		- 1,00 ± 0,34	- 1,29 ± 0,44

In den proximalen, osteotomiefernen Anteilen der Schaftcorticalis sinkt die Durchblutung nach der Osteotomie nur geringfügig ab. Nach der Durchführung der Osteosynthese kommt es zu einem stärkeren Abfall der Durchblutung, diese Veränderungen sind aber nicht signifikant. Deutlicher ist das Verhalten der Durchblutungswerte im proximalen, osteotomienahen Abschnitt der Femurschaftcorticalis. Hier kommt es insbesondere nach der Durchführung der Osteosynthsse, bedingt durch die zwangsläufig erforderlichen Manipulationen am Knochen, zu einem signifikanten Abfall der Durchblutungswerte. Anders sieht das Verhalten der Durchblutungswerte distal der Osteotomie aus. Hier kommt es nach der Durchführung der Osteotomie zu einem stärkeren Abfall der Corticalisdurchblutung, der im osteotomienahen und osteotomiefernen Anteil der Schaftcorticalis signifikant ist. Nach der Durchführung der Osteosynthese vollzieht sich nur noch ein relativ geringer weiterer Abfall der Durchblutungswerte. Osteotomienaher und osteotomieferner Abschnitt der Corticalis unterscheiden sich dabei nur wenig voneinander. Der Abfall der Durchblutungswerte in den distalen, osteotomienahen Anteilen der Schaftcorticalis ist etwas stärker ausgeprägt als in den distalen, osteotomiefernen Anteilen. In beiden Abschnitten der Corticalis ist der Abfall der Durchblutungswerte nach der Osteotomie und Osteosynthese gegenüber den Ausgangswerten signifikant.

Ähnlich ist das Verhalten der Durchblutungswerte im Plattenlager selbst (Tabelle 12; Abb. 11). Im proximalen Plattenlager kommt es zu einem deutlichen Abfall der Durchblutungswerte erst nach der Durchführung der Osteosynthese, dieser Abfall ist gegenüber dem Ausgangswert statistisch signifikant. Im distalen Plattenlager sind die Durchblutungswerte bereits nach der Osteotomie signifikant kleiner, sie fallen aber nach der Durchführung der Osteosynthese nicht mehr weiter ab. Die Corticalis des Plattenlagers verhält sich dabei ebenso wie die übrige Corticalis.

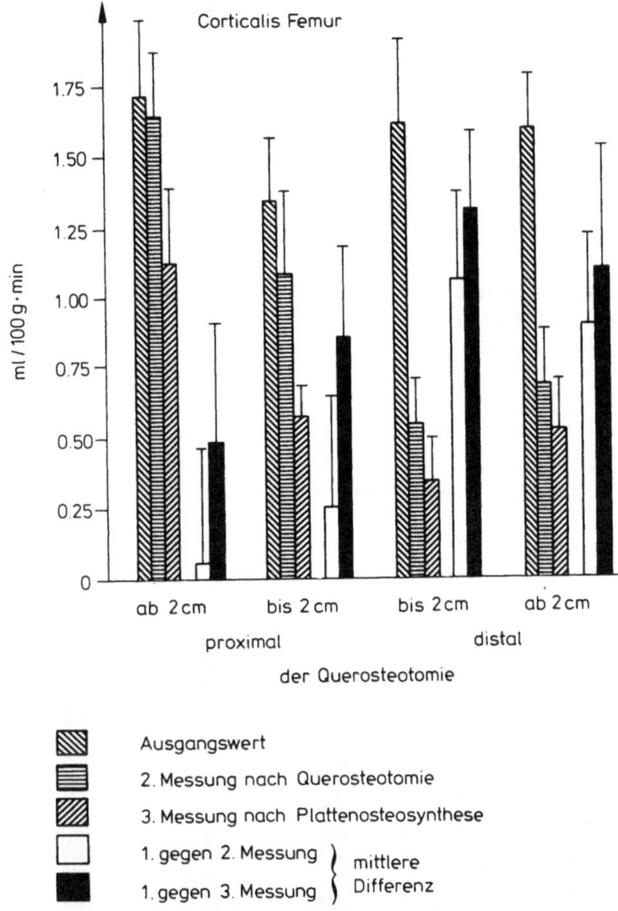

Abb. 10. Durchblutungswerte der Femurschaftcorticalis vor und nach Querosteotomien und Plattenosteosynthesen in Abhängigkeit von der Entfernung zur Osteotomie in ml/ 100 g · min (Mittelwerte; mittlere Differenz ± Standardfehler). Nach der Querosteotomie kommt es distal zu einem signifikanten Abfall der Durchblutung. Proximal der Osteotomie kommt es erst nach der Durchführung der Osteosynthese zu einem deutlichen Abfall der Durchblutung, im osteotomienahen Anteil ist dieser Abfall signifikant

Anders verhalten sich die Durchblutungswerte im Bereich einer interfragmentär verschraubten Schrägosteotomie (Tabelle 13; Abb. 12). Im Bereich der interfragmentär verschraubten Schrägosteotomie kommt es sowohl proximal als auch distal nach der Durchführung der Osteotomie zu einem deutlichen Abfall der Durchblutungswerte, proximal weniger stark als distal. Nach der Durchführung der Schraubenosteosynthese mit drei interfragmentären Zugschrauben (Abb. 4) kommt es zu einem weiteren Abfall der Durchblutungswerte, auch jetzt proximal weniger stark als distal.

Diese Veränderungen sind statistisch nicht signifikant, da die Einzelwerte sehr stark streuen, die Länge und Lage der Schrägosteotomien fielen auch unterschiedlich aus. Im intakten Schaftbereich proximal der Osteotomie waren praktisch keine Veränderungen

Tabelle 12. Durchblutung der Femurschaftcorticalis bei ausgewachsenen Schäferhundbastarden im Bereich des Plattenlagers vor und nach Osteotomien und Osteosynthesen in ml/100 g · min (Mittelwert ± Standardfehler)

	Ausgangswert	nach Osteotomie	nach Osteosynthese
Proximales Plattenlager	1,79 ± 0,31	1,59 ± 0,34	0,92 ± 0,23
Mittlere Differenz zum Ausgangswert		- 0,20 ± 0,49	- 0,81 ± 0,42
Distales Plattenlager	1,63 ± 0,30	0,46 ± 0,20	0,38 ± 0,12
Mittlere Differenz zum Ausgangswert		- 1,17 ± 0,40	- 1,33 ± 0,40

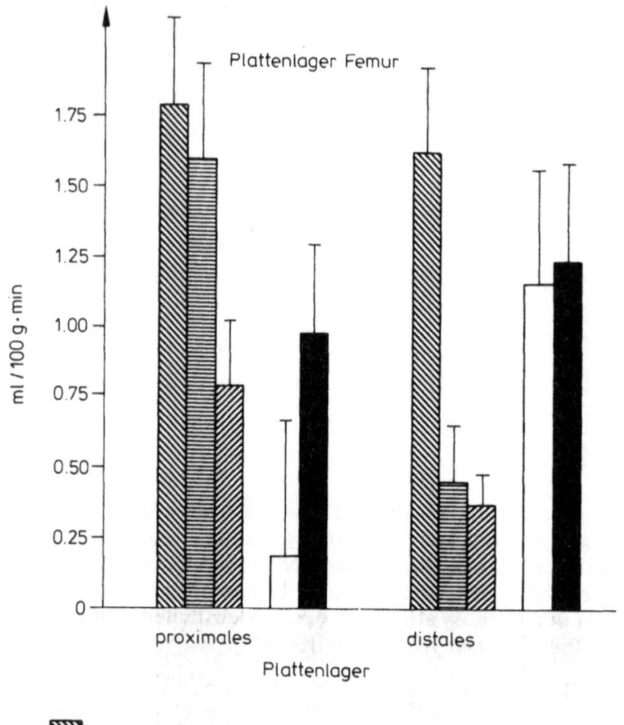

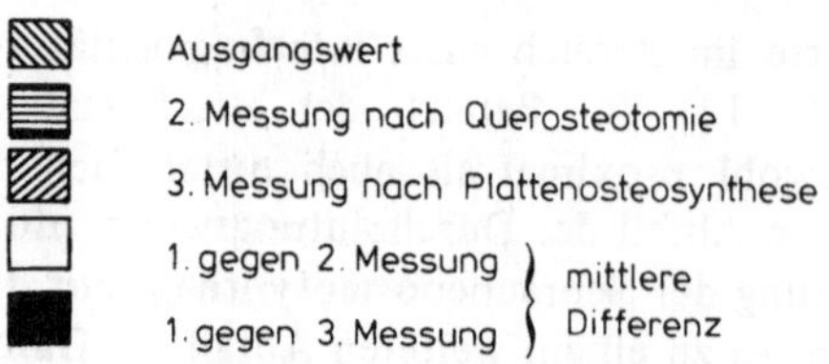

Abb. 11. Durchblutungswerte des Plattenlagers proximal und distal der Querosteotomie des Femurschaftes, vor und nach Durchführung der Osteotomie und Plattenosteosynthese in ml/100 g · min (Mittelwerte; Differenz ± Standardfehler). Proximal der Osteotomie kommt es erst nach Durchführung der Osteosynthese zu einem signifikanten Abfall der Durchblutungswerte, distal bereits nach der Durchführung der Osteotomie

Tabelle 13. Durchblutung der Femurschaftcorticalis bei ausgewachsenen Schäferhundbastarden im Bereich einer interfragmentär verschraubten Schrägfraktur vor und nach Osteotomien und Osteosynthesen in ml/100 g · min (Mittelwert ± Standardfehler)

	Ausgangswert	nach Osteotomie	nach Osteosynthese
Proximaler, interfragmentär verschraubter Frakturbereich	1,52 ± 0,28	1,00 ± 0,19	0,72 ± 0,10
Mittlere Differenz zum Ausgangswert		- 0,52 ± 0,40	- 0,82 ± 0,32
Distaler, interfragmentär verschraubter Frakturbereich	1,21 ± 0,25	0,57 ± 0,18	0,22 ± 0,05
Mittlere Differenz zum Ausgangswert		- 0,63 ± 0,38	- 1,00 ± 0,39

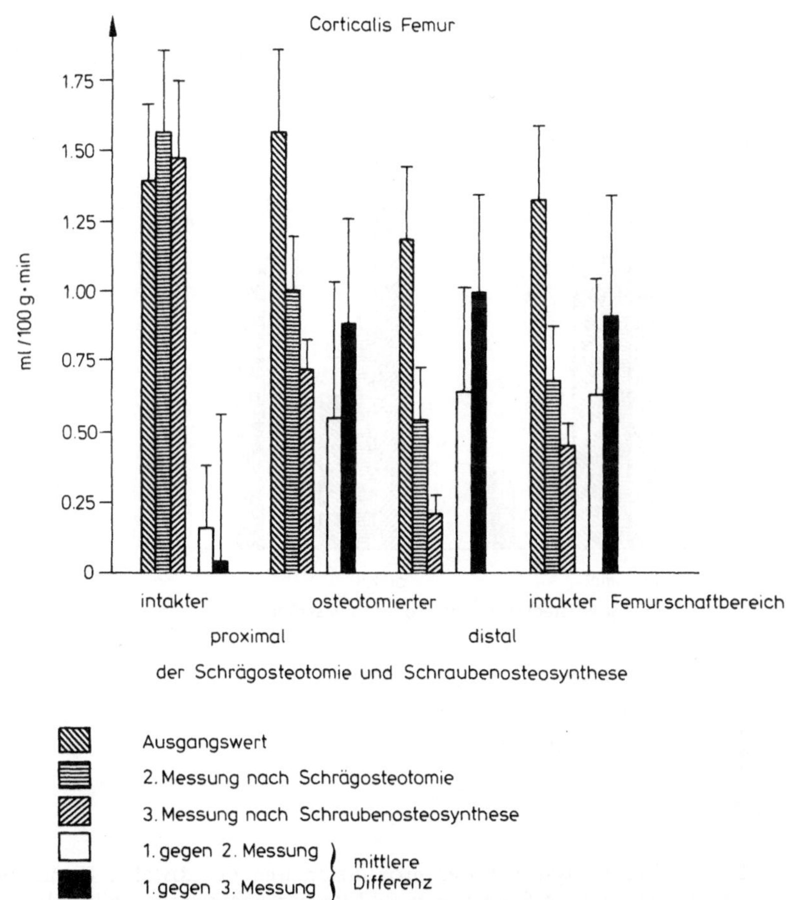

Abb. 12. Durchblutungswerte der Femurschaftcorticalis vor und nach Schrägosteotomien und Schraubenosteosynthesen in ml/100 g · min (Mittelwerte; mittlere Differenz ± Standardfehler). Die Schrägosteotomien fielen unterschiedlich aus, daraus resultieren große Streubreiten und keine signifikanten Unterschiede zwischen den einzelnen Messungen

Tabelle 14. Durchblutung der Femurspongiosa bei ausgewachsenen Schäferhundbastarden vor und nach Osteotomien und Osteosynthesen in ml/100 g · min (Mittelwert ± Standardfehler)

	Ausgangswert	nach Osteotomie	nach Osteosynthese
Proximal der Osteotomie	8,51 ± 1,36	7,03 ± 1,11	7,33 ± 1,15
Mittlere Differenz zum Ausgangswert		- 1,48 ± 1,93	- 1,99 ± 2,50
Distal der Osteotomie	9,80 ± 2,09	5,15 ± 1,35	3,66 ± 1,07
Mittlere Differenz zum Ausgangswert		- 4,65 ± 2,53	- 7,40 ± 3,21

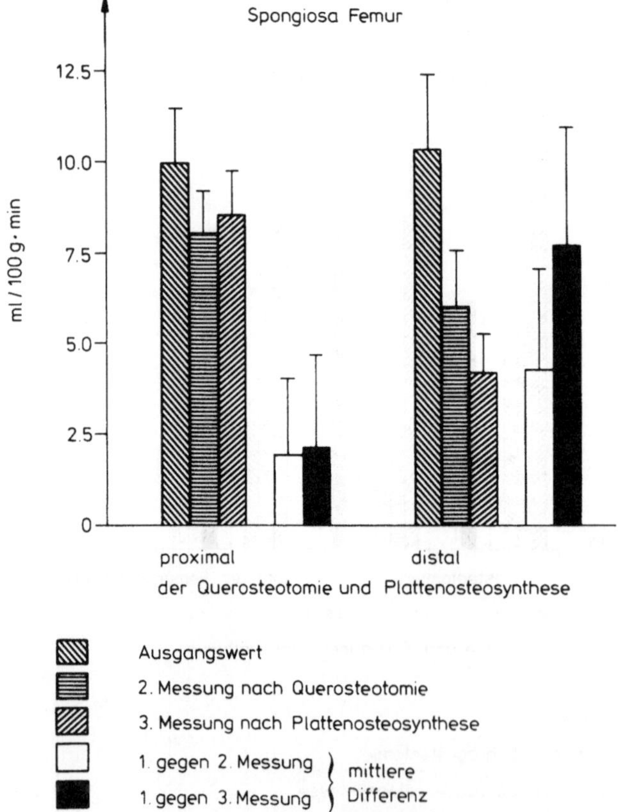

Abb. 13. Durchblutungswerte der proximalen und der distalen Femurspongiosa vor und nach Querosteotomien in Schaftmitte und Plattenosteosynthesen in ml/100 g · min (Mittelwert; mittlere Differenzen ± Standardfehler). Der Abfall der Durchblutungswerte nach der Plattenosteosynthese gegenüber dem Ausgangswert ist für die distale Spongiosa signifikant größer als für die proximale Spongiosa

nachweisbar. Die Veränderungen der Durchblutung im unverletzten distalen Schaftbereich entsprachen den Veränderungen des distalen Osteotomiebereiches.

Das Verhalten der Spongiosadurchblutung der Femora entspricht etwa dem der Spongiosadurchblutung der Tibiae (Tabelle 14). Sowohl proximal als auch distal der Osteotomie kommt es nach der Durchführung der Osteotomie zu einem Abfall der Durchblutung proximal weniger stark als distal. Aber während die Osteosynthese durchgeführt wird, steigen die Durchblutungswerte für die proximale Spongiosa wieder an, während sie distal der Osteotomie weiter abfallen.

Untersucht man die beiden Femora getrennt, so zeigen sich keine wesentlichen Unterschiede zwischen den schräg und den quer osteotomierten Femora (Abb. 13, 14). Die Veränderungen der Durchblutungswerte gegenüber den Ausgangswerten sind nicht signifikant. Lediglich der unterschiedliche Abfall der Durchblutungswerte zwischen dem Aus-

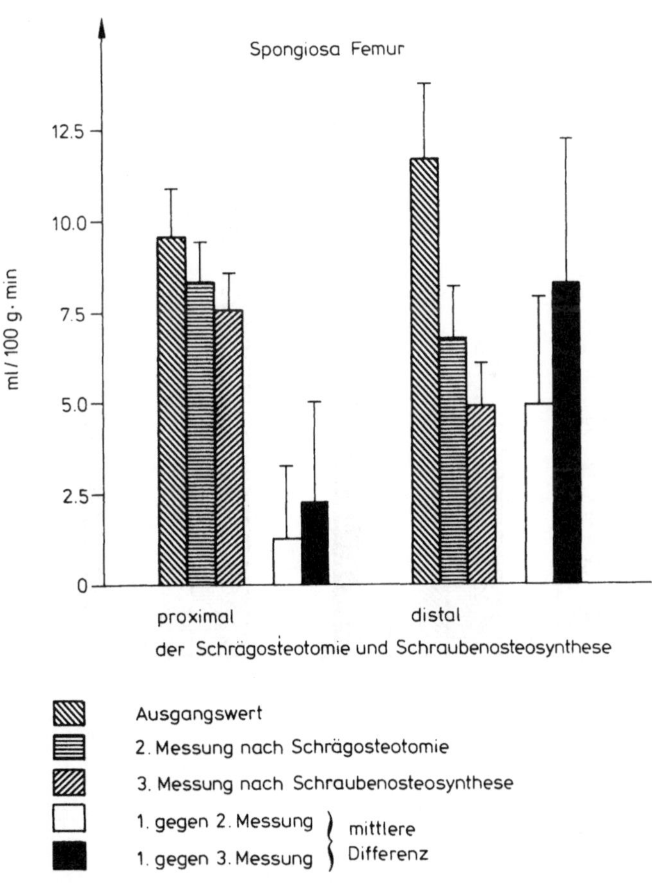

Abb. 14. Durchblutungswerte der proximalen und der distalen Femurspongiosa vor und nach Schrägosteotomien in Schaftmitte und Schraubenosteosynthesen in ml/100 g · min (Mittelwerte; mittlere Differenzen ± Standardfehler). Der Abfall der Durchblutungswerte nach den Schrägosteotomien ist distal signifikant größer als proximal

gangswert und dem Wert nach Durchführung der Osteosynthese zwischen proximaler und distaler Spongiosa ist für beide Femora statistisch signifikant.

Auch die Durchblutung der Tali wurde durch die Manipulation an den anderen Knochen der hinteren Extremität beeinflußt (Tabelle 15; Abb. 15). Zwischen der ersten und der zweiten Messung erfolgt ein deutlicher Abfall der Durchblutungswerte, der sich aber bis

Tabelle 15. Durchblutung der Tali ausgewachsener Schäferhundbastarde vor und nach Manipulationen an Femora und Tibiae in ml/100 g · min (Mittelwert ± Standardfehler)

	Ausgangswert	2. Messung	2. Messung
Talus	2,38 ± 0,45	1,50 ± 0,22	1,34 ± 0,11
Mittlere Differenz zum Ausgangswert		- 0,88 ± 0,38	- 1,55 ± 0,49

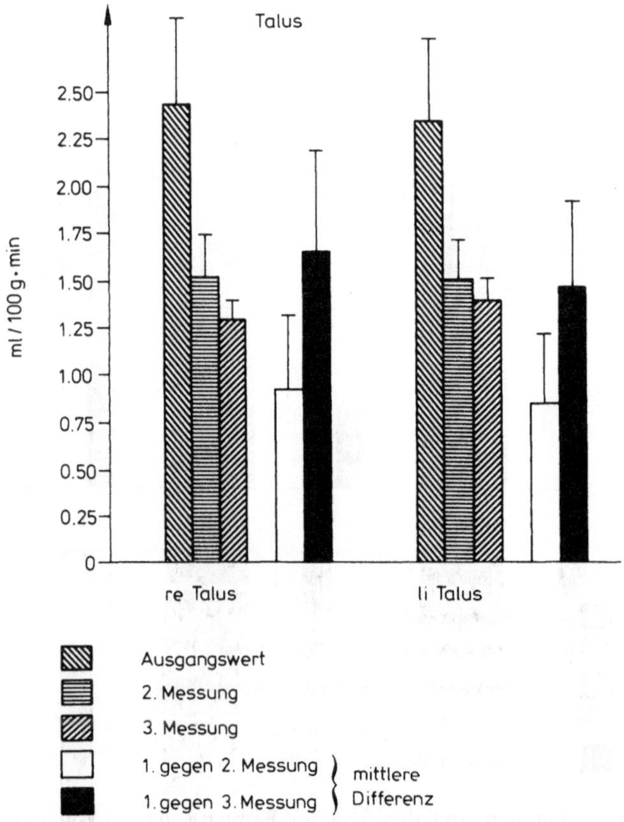

Abb. 15. Durchblutungswerte der Tali vor und nach Manipulationen an Femur und Tibia in ml/100 g · min (Mittelwerte; mittlere Differenzen ± Standardfehler). Die Differenzen zwischen 1. und 3. Messung sind für beide Tali signifikant

zur dritten Messung nur geringfügig weiter fortsetzt. Vermutlich spielen auch hier Gefäßspasmen eine Rolle. Die Veränderungen zwischen rechtem und linkem Talus sind dabei gleich.

Die alleinige Osteotomie beeinträchtigt die Durchblutung der Knochen weniger als die mit einer Freilegung der Knochen verbundenen Manipulationen am Knochen und Osteosynthesen nach Osteotomien. Das periphere Fragment ist stärker betroffen als das zentrale Fragment.

5.3 Veränderungen der Knochendurchblutung nach Marknagelosteosynthesen während der Frakturheilung

Bei den Langzeitversuchen wurden wegen der großen Streubreite der Werte und wegen der z.T. recht unterschiedlichen Ausgangswerte bei den graphischen Darstellungen für die Veränderungen der Durchblutungswerte für die vierte und die fünfte Versuchsserie die relativen Werte verwendet, um die Darstellungen, insbesondere die Maßstäbe einheitlich zu gestalten. Die präoperativen Ausgangswerte wurden als 100% eingesetzt. Dort, wo die Werte einzelner Tiere stark von den übrigen Werten abwichen, erfolgte auch eine Darstellung der Einzelwerte (Relativwerte). Für jedes Versuchstier wurden bei diesen Darstellungen immer die gleichen Symbole verwendet. Für die Signifikanzberechnungen wurden die Absolutwerte herangezogen, die in den Tabellen aufgelistet sind.

Bei den Betrachtungen der Einzelwerte der vierten Versuchsserie, in der die Marknagelosteosynthesen durchgeführt wurden, fällt auf, daß bei einem Tier (— ·· — ·· — ··) die Werte der postoperativen Messung in allen Gewebeproben ganz wesentlich höher liegen als bei allen anderen Tieren und als bei den anderen Messungen. Durch diesen Wert bekommen die Kurvenverläufe für die postoperative Phase ein völlig anderes Aussehen. Da es sich hier wahrscheinlich um einen Meßfehler handelt, wurde dieser Wert bei der Erstellung der Tabellen gestrichen (84, S. 219 − 220). Bei der Berechnung der Signifikanzen wurden die postoperativen Werte wegen der schwer abzuschätzenden und nicht zu standardisierenden Einflüsse durch die Operation (Zeit zwischen den Messungen, Blutverlust) nicht mit einbezogen. Signifikanzen wurden nur für die Differenzen zwischen den Ausgangswerten und den Werten der 3. und 4. Messung nach 2 bzw. 6 Wochen berechnet, in diesen Berechnungen wurde dieser Wert also ohnehin nicht berücksichtigt.

In der Versuchsserie der Marknagelosteosynthese wurde die Intubationsnarkose bei insgesamt elf Schäferhundbastarden am linken Femur etwa in Schaftmitte eine Querosteotomie gesetzt, indem der Knochen mit einer Gigli-Säge angesägt und anschließend mit dem Meißel vollständig durchtrennt wurde. Die Querosteotomie wurde mit einer Femurmarknagelosteosynthese ohne Aufbohren der Markhöhle operativ versorgt (Abb. 16). Die Nagelung erfolgte mit gekürzten Original-Küntscher-Marknägeln (7 mm · 170−210 mm) ohne Aufbohren der Markhöhle. Wegen der weiten Markhöhle und wegen der geschwungenen Form des Femurs konnten diese Nägel die Markhöhle nicht schlüssig ausfüllen [111]. In der festen proximalen und distalen Spongiosa des Hundefemurs fanden die Marknägel dennoch ausreichend Halt. Die Versuchstiere entlasteten den operierten Lauf nur wenige

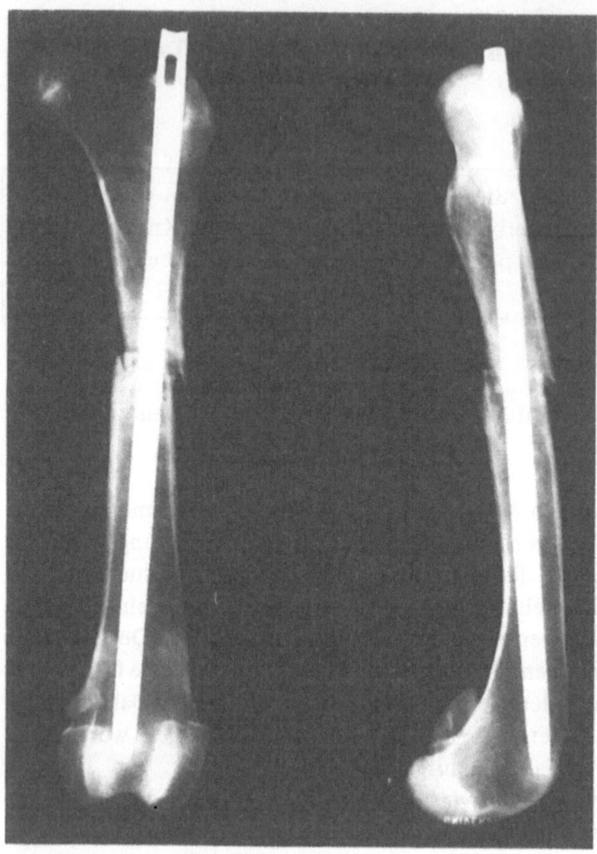

Abb. 16. Femurmarknagelung bei einem Schäferhundbastard, sechs Wochen postoperativ, eine knöcherne Konsolidierung hat nocht nicht stattgefunden

Tage vollständig und belasteten das Bein nach ca. 3 Wochen voll. Eine Ruhigstellung des Laufes führten wir nicht durch. Tiefe Infektionen hatten wir bei keinem Tier zu verzeichnen, lediglich eine oberflächliche Wundheilungsstörung. Die Versuche wurden an insgesamt elf Hunden durchgeführt, ein Hund verstarb postoperativ an einem embolischen Ereignis, zwei Hunde verstarben nach zwei, bzw. nach drei Wochen aus ungeklärten Gründen. Die erste Messung der Durchblutung erfolgte vor dem Freilegen des Knochens, die zweite Messung erfolgte direkt nach der Durchführung der Osteosynthese, zwischen beiden Messungen lagen durchschnittlich 53 min. Die dritte Messung führten wir zwei Wochen und die vierte Messung sechs Wochen nach der Markraumnagelung durch. In die Berechnungen für die Messungen 1, 2 und 3 gingen die Werte von 10 Versuchstieren ein, für die 4. Messungen noch 8 Versuchstiere. Im Anschluß an die vierte Messung wurden die Tiere getötet, die interessierenden Knochen wurden entnommen, geröntgt und für die Messung der Durchblutung aufgearbeitet.

Nach 6 Wochen war es bei allen Tieren zu einer bindegewebigen Überbrückung der Osteotomie gekommen, eine knöcherne Konsolidierung hatte noch nicht stattgefunden.

Tabelle 16. Unterschiede der präoperativen Durchblutungswerte verschiedener Knochenabschnitte nach Marknagelosteosynthesen am Femurschaft bei 8 Versuchstieren nach 6wöchiger Versuchsdauer, gemessen in ml/100 g · min (Mittelwerte ± Standardfehler)

	operierter Lauf	Gegenseite
Femurschaftcorticalis (gesamt)	1,86 ± 0,56	1,24 ± 0,21
Femurschaftcorticalis (proximal der Osteotomie)	2,17 ± 0,68	1,38 ± 0,22
Femurschaftcorticalis (distal der Osteotomie)	1,56 ± 0,39	1,10 ± 0,19
Tibiaschaftcorticalis	0,72 ± 0,19	0,70 ± 0,16
Spongiosa distale Tibia	4,76 ± 2,99	3,48 ± 1,98
Talus	1,24 ± 0,40	0,68 ± 0,19

Betrachtet man die Ergebnisse dieser Versuchsserie, so fällt zunächst einmal auf, daß die präoperativen Meßwerte der Durchblutung für die Corticalis von Femur, Tibia, die Spongiosa der distalen Tibia und für den Talus des operierten Laufes höher liegen als für den gegenseitigen Lauf (Tabelle 16). Es muß sich dabei um eine Folge des Langzeitversuches handeln, da bei den Kurzzeitversuchen bei gleicher Versuchsanordnung Seitenunterschiede nicht nachweisbar waren. Auch für die übrige Spongiosa der Röhrenknochen war dieser Effekt nicht nachweisbar. Wir sehen darin eine Folge der Entkalkung des Knochens während der Frakturheilung. Da es mit der Entkalkung zu einer Verminderung des spezifischen Gewichtes der Corticalis kommt, liegen die auf das Gewicht bezogenen flow-Werte für die Durchblutung der Corticalis relativ höher als die für die Corticalis der Gegenseite. Schon bei der Aufarbeitung der Knochen hatten wir die Beobachtung gemacht, daß sich die Knochen des operierten Laufes, insbesondere die Corticalis, leichter zerkleinern ließen und weniger hart warten als die der Gegenseite. Besonders deutlich waren diese Veränderungen am operierten Femur selbst und am Talus, weniger deutlich an der Tibia (Tabelle 16). Statistisch signifikant waren diese Unterschiede wegen der großen Streubreite allerdings nicht.

Die durchgeführten Messungen haben eindeutige Unterschiede in der Durchblutung und deren Veränderungen zwischen Corticalis und Spongiosa sowie zwischen operierter und nicht operierter Seite gezeigt. Bei der statistischen Auswertung wurden jeweils die Durchblutungswerte nach 2 Wochen und nach 6 Wochen mit den Ausgangswerten verglichen und die Signifikanz berechnet. Die direkt postoperativen Werte wurden nicht berücksichtigt, da sie von vielen unberechenbaren Faktoren beeinflußt wurden, wie Blutverlust oder Zeitraum zwischen Osteosynthese und postoperativer Messung.

5. 3. 1 *Spongiosa*

Bei den Durchblutungswerten für die Spongiosa des proximalen und des distalen Femurschaftes des operierten Laufes und der Gegenseite (Tabelle 17; Abb. 17, 18, 19, 20) zeigt sicht, daß es direkt postoperativ am proximalen, operierten Femur zu einem Absinken der Durchblutung kommt, während die distale Femurspongiosa mit einem leichten Ansteigen der Durchblutung reagiert. Am gegenseitigen Lauf verhält sich die Durchblutung ähnlich, allerdings ist der postoperative Abfall der Durchblutung der proximalen Femurspongiosa geringer als beim operierten Femur. Zwei Wochen postoperativ haben sich die Durchblutungswerte für die Spongiosa in dem proximalen und in dem distalen Femurschaft sowohl am operierten Lauf als auch an der Gegenseite nahezu verdoppelt. Sechs Wochen postoperativ sind die Durchblutungswerte für die gesamte Femurspongiosa beider Läufe wieder annähernd auf die Ausgangswerte abgefallen.

Der Anstieg der Durchblutungswerte nach 2 Wochen ist für die proximale Femurspongiosa des operierten Laufes nicht signifikant, er ist in diesem Bereich auch relativ kleiner als in der übrigen Spongiosa, bedingt durch die Verletzung des Knochens und seiner Gefäße in diesem Bereich durch das Einschlagen des Nagels an dieser Stelle. Im Bereich der distalen Spongiosa des operierten Laufes und der Spongiosa der Gegenseite proximal und distal ist die Steigerung der Durchblutung gegenüber dem Ausgangswert nach 2 Wochen signifikant. Nach 6 Wochen unterscheiden sich die Werte nicht mehr signifikant voneinander.

Ebenso wie bei der Spongiosa des distalen Femurschaftes kommt es bei der Spongiosa des proximalen Tibiaschaftes initial zu einem geringfügigen Anstieg der Durchblutungswerte (Tabelle 18; Abb. 21). Nach 2 Wochen haben sich die Durchblutungswerte etwa verdoppelt. Die Differenzen zu den Ausgangswerten sind signifikant. Nach 6 Wochen ist die Steigerung der Durchblutungswerte wieder rückläufig. Die Differenzen zu den Ausgangswerten ist nicht signifikant. Die Kurvenverläufe für den operierten Lauf und für die Gegenseite sind dabei fast identisch.

Deutlich unterschiedlich dazu stellen sichd die Kurvenverläufe der Durchblutungswerte für die Spongiosa des distalen Tibiaschaftes dar (Tabelle 18; Abb, 22, 23). Prä- und postoperative Werte sind praktisch gleich. Nach 2 Wochen ist es zu einer Verdoppelung der Durchblutungswerte gekommen. Im weiteren Verlauf kommt es bis zum nächsten Untersuchungszeitpunkt nach 6 Wochen zu einem weiteren starken Ansteigen der Durchblu-

Tabelle 17. Veränderungen der Durchblutung der Femurspongiosa nach Marknagelosteosynthesen am Femurschaft, gemessen in ml/100 g · min (Mittelwerte ± Standardfehler)

	Ausgangswert	postoperativ	2 Wo. postop.	6 Wo. postop.
Prox. Femurspongiosa (operierter Lauf)	14,18 ± 2,27	7,79 ± 1,96	21,73 ± 3,25	15,70 ± 3,17
Prox. Femurspongiosa (Gegenseite)	18,72 ± 3,39	17,67 ± 3,87	32,35 ± 6,95	22,74 ± 3,44
Dist. Femurspongiosa (operierter Lauf)	10,98 ± 3,01	13,44 ± 4,62	21,58 ± 4,67	15,56 ± 4,99
Dist. Femurspongiosa (Gegenseite)	14,03 ± 3,83	17,11 ± 5,74	24,93 ± 7,06	18,24 ± 2,61

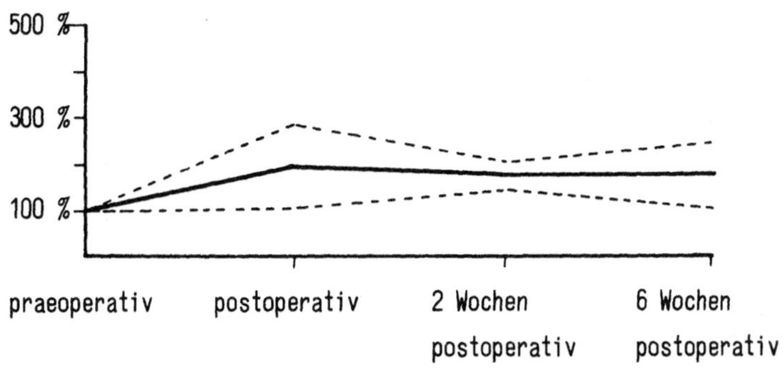

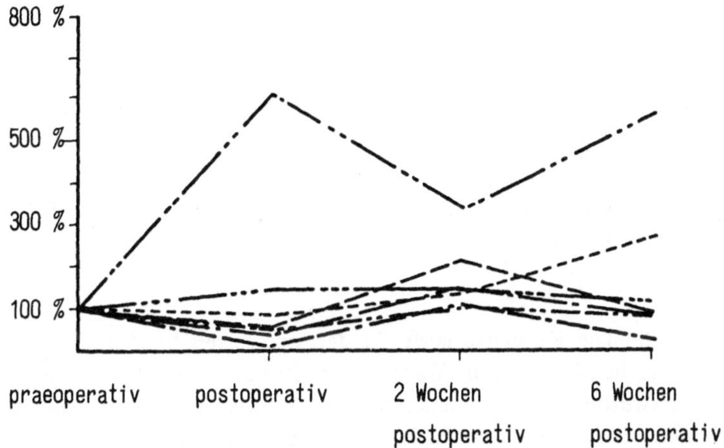

Abb. 17. Die relativen Veränderungen der Durchblutungswerte der proximalen Femurspongiosa des operierten Laufes nach Marknagelosteosynthesen. Die Veränderungen sind
nicht signifikant. Absolutwerte s. Tabelle 17. *Oben:* Mittelwerte ± Standardfehler. *Unten:*
Darstellung der Einzelwerte. Der postoperative Anstieg der Durchblutungswerte wird durch
den einen Ausreißerwert lediglich vorgetäuscht

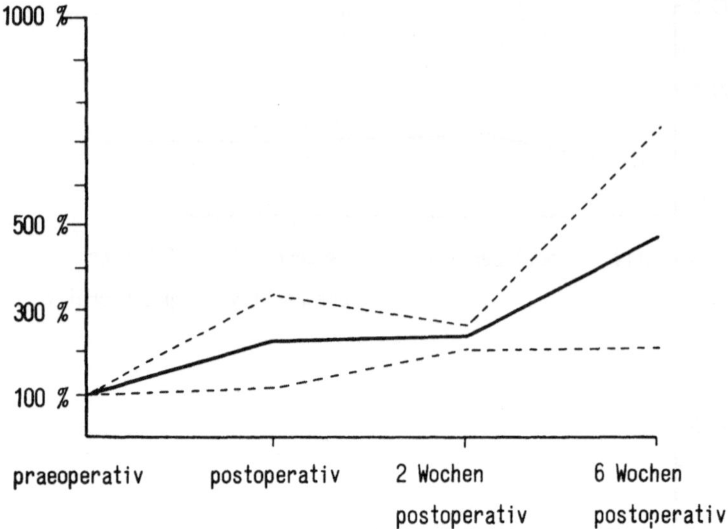

Abb. 18. Die relativen Veränderungen der Durchblutungswerte der distalen Femurspongiosa des operierten Laufes nach Marknagelosteosynthesen. Die Steigerung 2 Wochen postoperativ gegenüber dem Ausgangshert ist signifikant. Absolutwerte s. Tabelle 17; Darstellung der Einzelwerte s. Abb. 19

tungswerte. Die Kurvenverläufe für den operierten Lauf und für die Gegenseite sind auch hier weitgehend identisch. Während die Zunahme der Durchblutungswerte gegenüber den Ausgangswerten nach 2 Wochen statistisch noch nicht signifikant ist, ist sie nach 6 Wochen am operierten als auch am nicht operierten Lauf signifikant. Die Streubreite der einzelnen Werte ist dabei erheblich.

Die Spongiosa sowohl des gesamten operierten als auch des gesamten gegenseitigen Laufes reagiert auf die Femurmarknagelosteosynthese mit einer deutlichen Vermehrung der Durchblutung 2 Wochen postoperativ. 6 Wochen postoperativ sind die Durchblutungswerte wieder überwiegend rückläufig.

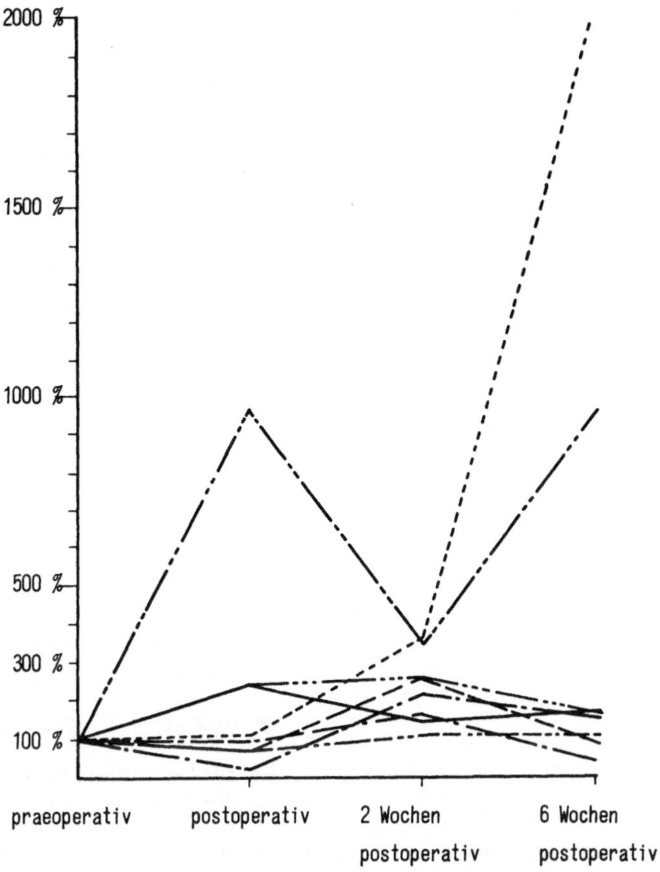

Abb. 19. Die relativen Veränderungen der Durchblutungswerte der distalen Femurspongiosa des operierten Laufes nach Marknagelosteosynthesen. Darstellung der Einzelwerte

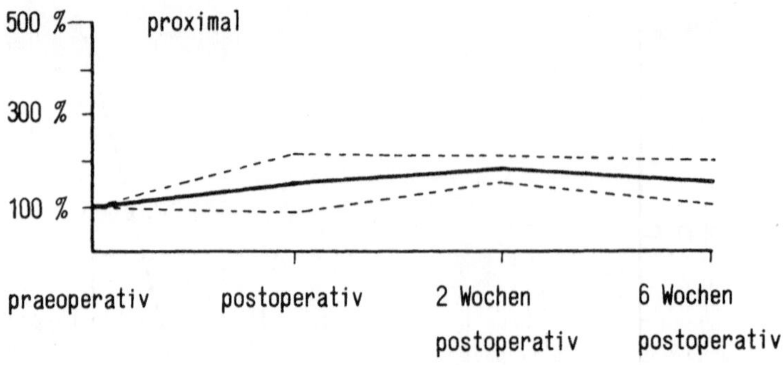

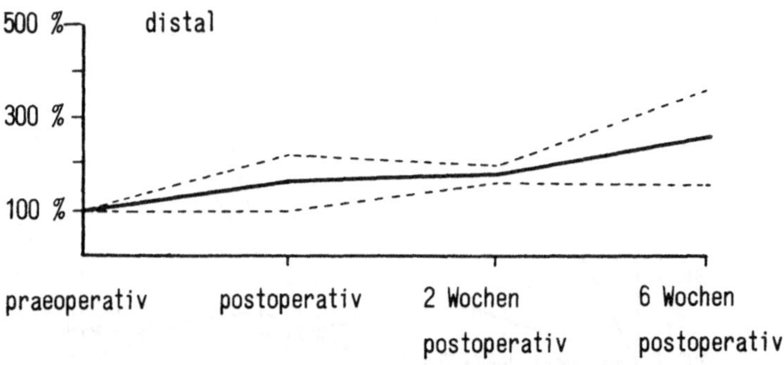

Abb. 20. Die relativen Veränderungen der Durchblutungswerte der proximalen (*oben*) und der distalen (*unten*) Femurspongiosa des nicht operierten Laufes nach Marknagelosteosynthesen. Die Zunahme der Werte 2 Wochen postoperativ gegenüber dem Ausgangswert ist signifikant. Absolutwerte s. Tabelle 17

Tabelle 18. Veränderungen der Durchblutung der Tibiaspongiosa nach Marknagelosteosynthesen am Femurschaft, gemessen in ml/100 g · min (Mittelwerte ± Standardfehler)

	Ausgangswert	postoperativ	2 Wo. postop.	6 Wo. postop.
Prox. Tibiaspongiosa (operierter Lauf)	10,53 ± 2,48	12,19 ± 2,88	23,52 ± 6,04	14,85 ± 1,74
Prox. Tibiaspongiosa (Gegenseite)	9,89 ± 2,80	12,63 ± 3,79	21,77 ± 6,43	13,81 ± 1,08
Dist. Tibiaspongiosa (operierter Lauf)	4,91 ± 2,13	5,34 ± 2,02	9,97 ± 3,79	15,55 ± 5,09
Dist. Tibiaspongiosa (Gegenseite)	3,24 ± 1,69	4,10 ± 1,79	8,71 ± 4,48	17,32 ± 6,81

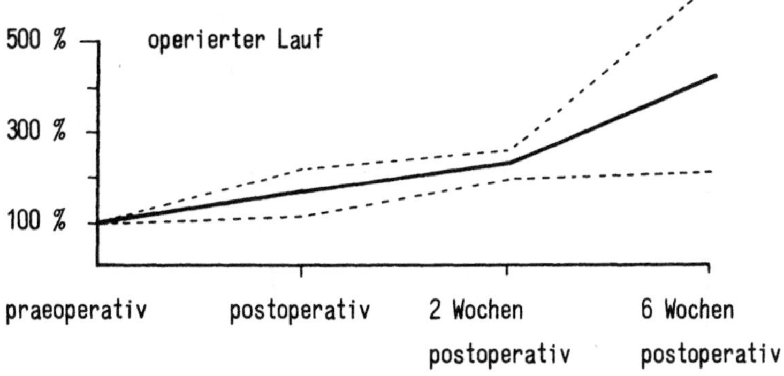

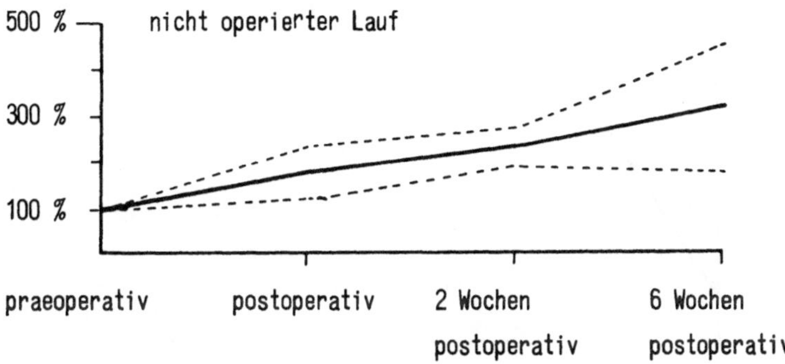

Abb. 21. Die relativen Veränderungen der Durchblutungswerte der proximalen Tibiaspongiosa des operierten Laufes (*oben*) und des nicht operierten Laufes (*unten*) nach Femurmarknagelosteosynthesen. Die Zunahme der Durchblutungswerte 2 wochen postoperativ gegenüber den Ausgangswerten ist signifikant. Absolutwerte s. Tabelle 18. (Mittelwerte ± Standardfehler)

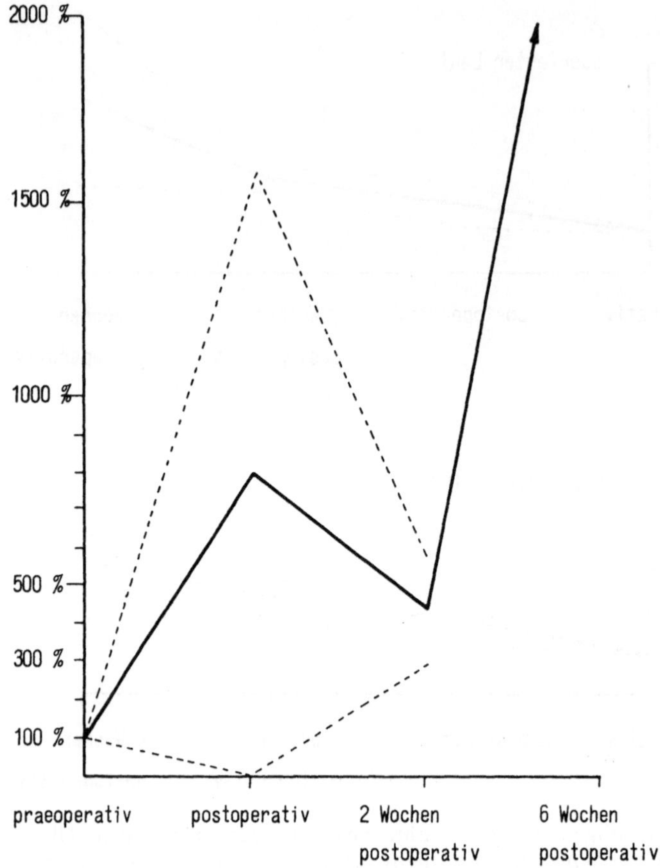

Abb. 22. Die relativen Veränderungen der Durchblutungswerte der distalen Tibiaspongiosa des operierten Laufes nach Femurmarknagelosteosynthesen. Die Zunahme der Durchblutungswerte 6 Wochen postoperativ gegenüber den Ausgangswerten ist signifikant. Absolutwerte s. Tabelle 18 (Mittelwerte ± Standardfehler)

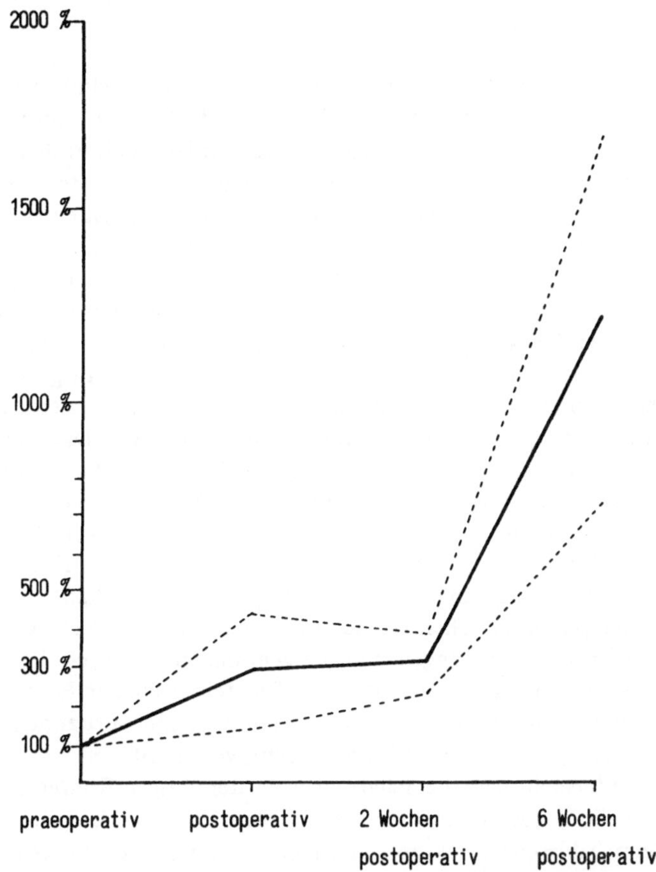

Abb. 23. Die relativen Veränderungen der Durchblutungswerte der distalen Tibiaspongiosa des nicht operierten Laufes nach Femurmarknagelosteosynthesen. Die Zunahme der Durchblutungswerte 6 Wochen postoperativ gegenüber den Ausgangswerten ist signifikant. Absolutwerte s. Tabelle 18 (Mittelwert ± Standardfehler)

5. 3. 2 Corticalis

Die Corticalis des operierten Femurs wurde abschnittweise aufgearbeitet (Tabelle 19; Abb. 24, 25, 26, 27, 28, 29). Wir haben die Corticalis proximal und distal der Osteotomie getrennt untersucht. Beide Abschnitte wurden noch in den osteotomienahen Anteil bis zu 2 cm Entfernung von der Osteotomie und in den osteotomiefernen Anteil ab 2 cm Entfernung von der Osteotomie unterteilt. Das Verhalten der Durchblutung in diesen Abschnitten ist ähnlich: Postoperativ kommt es in allen Abschnitten der Corticalis zu einem Abfall der Durchblutungswerte etwa auf die Hälfte der Ausgangswerte. Nach zwei Wochen sind die Durchblutungswerte in allen Segmenten deutlich angestiegen, etwa auf das 2- bis 2,5fache der Ausgangswerte. Nach sechs Wochen ist ein weiterer Anstieg der Durchblutung zu verzeichnen, durchschnittlich auf das 4fache der Ausgangswerte. Die Veränderungen der Durchblutungswerte in den osteotomienahen Abschnitten der Femurcorticalis sind stärker ausgeprägt als in den osteotomiefernen Anteilen. Die Corticalis distal der Osteotomie reagiert insgesamt etwas verzögert gegenüber der Corticalis proximal der Osteotomie.

Lediglich im osteotomienahen, distalen Abschnitt der Corticalis sind diese Veränderungen nicht signifikant. Die relative Steigerung ist hier auch am wenigsten stark ausgeprägt. In allen übrigen Abschnitten sind die Veränderungen der Durchblutungswerte nach 2 Wochen und 6 Wochen gegenüber den Ausgangswerten signifikant.

Bei den graphischen Darstellungen der relativen Werte wurde der „Ausreißerwert" in die Mittelwertsberechnungen mit aufgenommen, dadurch liegen die postoperativen Werte höher als die Ausgangswerte. Die Darstellungen der Einzelwerte zeigen aber, daß dieser Anstieg im wesentlichen auf den einen Ausreißerwert zurückzuführen ist, der, wie oben angeführt, den eigentlichen Kurvenverlauf verfälscht.

Untersucht man die Schaftcorticalis der übrigen Röhrenknochen der hinteren Extremität (Tabelle 20; Abb. 30), dann findet man ähnliche Veränderungen der Durchblutungswerte. Beim Tibiaschaft des operierten Laufes kommt es direkt postoperativ zu einem geringen Abfall der Durchblutungswerte. Nach 2 Wochen liegen die Werte wesentlich höher als die Ausgangswerte und nach 6 Wochen ist es zu einem weiteren, signifikanten Anstieg der Durchblutungswerte gegenüber den Ausgangswerten gekommen, etwa auf das 2,5fache der präoperativen Werte. Bei der Femur- und Tibiaschaftcorticalis der Gegenseite sind prä-

Tabelle 19. Veränderungen der Durchblutung der Femurschaftcorticalis nach Marknagelosteosynthesen am gleichseitigen Femurschaft in Abhängigkeit von der Entfernung zur Osteotomie, gemessen in ml/100 g · min (Mittelwerte ± Standardfehler)

	Ausgangswert	postoperativ	2 Wo. postop.	6 Wo. postop.
Prox. Corticalis osteotomiefern ab 2 cm	1,86 ± 0,48	1,04 ± 0,30	4,42 ± 1,13	6,38 ± 1,96
Prox. Corticalis osteotomienah bis 2 cm	2,00 ± 0,57	0,82 ± 0,26	5,65 ± 2,22	8,74 ± 2,50
Dist. Corticalis osteotomienah bis 2 cm	1,68 ± 0,31	0,81 ± 0,40	2,76 ± 0,58	7,48 ± 2,50
Dist. Corticalis osteotomiefern bis 2 cm	1,31 ± 0,31	0,60 ± 0,17	3,05 ± 2,38	5,74 ± 4,91

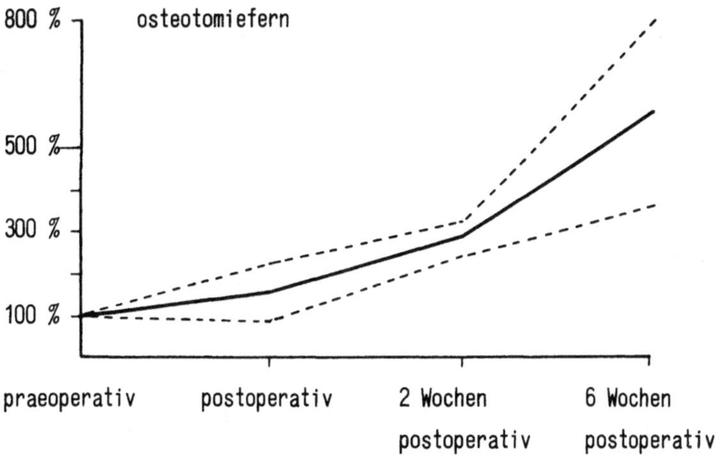

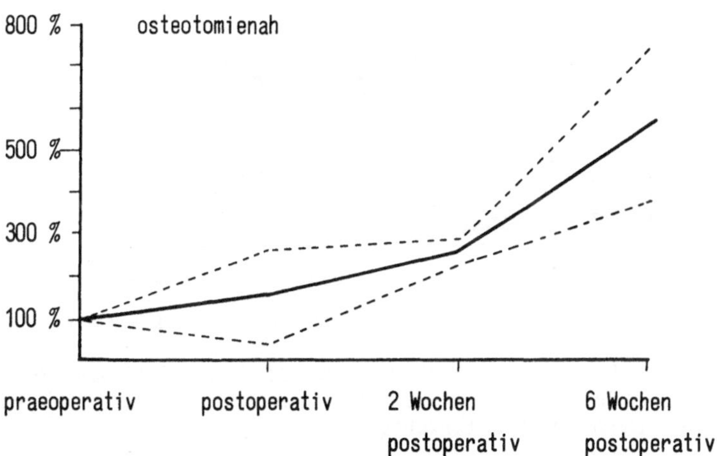

Abb. 24. Die relativen Veränderungen der Durchblutungswerte der Femurschaftcorticalis proximal der Osteotomie im osteotomiefernen (*oben*) und osteotomienahen (*unten*) Bereich nach Femurmarknagelosteosynthesen. Die Zunahme der Werte 2 und 6 Wochen postoperativ gegenüber den Ausgangswerten ist signifikant. (Mittelwerte ± Standardfehler) Absolutwerte s. Tabelle 19. Darstellung der Einzelwerte s. Abb. 25 u. 26

und postoperative Werte gleich, 2 bzw. 6 Wochen postoperativ kommt es aber zu einem signifikanten Anstieg der Durchblutungswerte bis auf das 2,5fache der Ausgangswerte.

Vergleicht man die Durchblutungswerte und ihre Veränderungen der Schaftcorticalis des operierten Femurs mit denen der Gegenseite (Tabelle 19 u. 20), dann erkennt man, daß der Anstieg der Durchblutung beim operierten Femur stärker ist als auf der Gegenseite, während sich die Durchblutungswerte für die beiden Tibiae nahezu identisch verhalten (Tabelle 20).

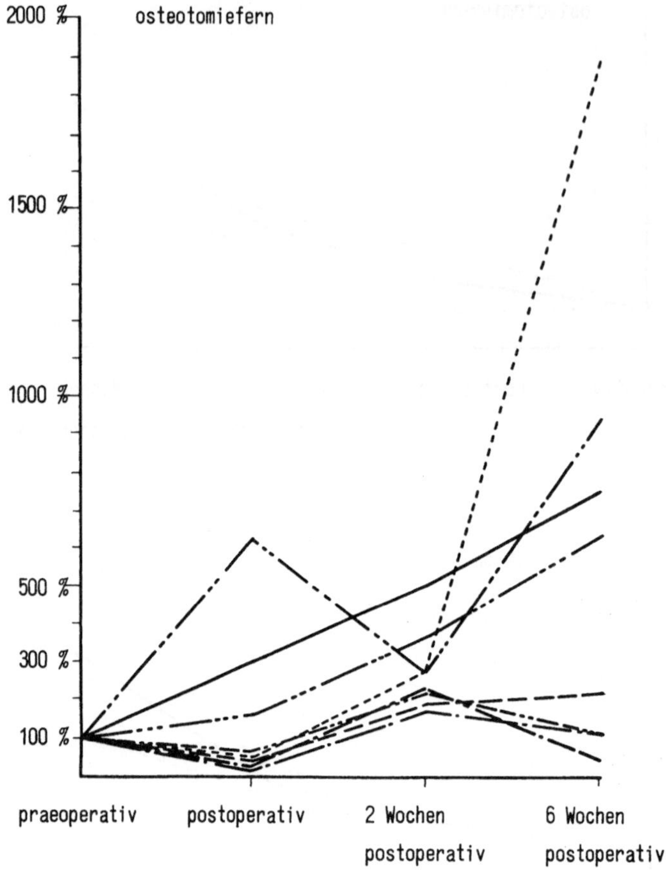

Abb. 25. Die relativen Veränderungen der Durchblutungswerte der Femurschaftcorticalis proximal der Osteotomie im osteotomiefernen Bereich nach Femurmarknagelosteosynthesen. Darstellung der Einzelwerte

Die Schaftcorticalis des operierten Femurs reagiert auf die Marknagelosteosynthese mit einer Verstärkung der Durchblutung 2 und 6 Wochen postoperativ. Die Veränderungen der Durchblutungswerte sind im osteotomienahen Bereich stärker ausgeprägt als im osteotomiefernen Bereich. Die Corticalis distal der Osteotomie reagiert insgesamt etwas verzögert gegenüber der Corticalis proximal der Osteotomie. Bei der Corticalis der nicht operierten Röhrenknochen kommt es zu einer weniger starken, aber ebenfalls signifikanten Zunahme der Durchblutungswerte.

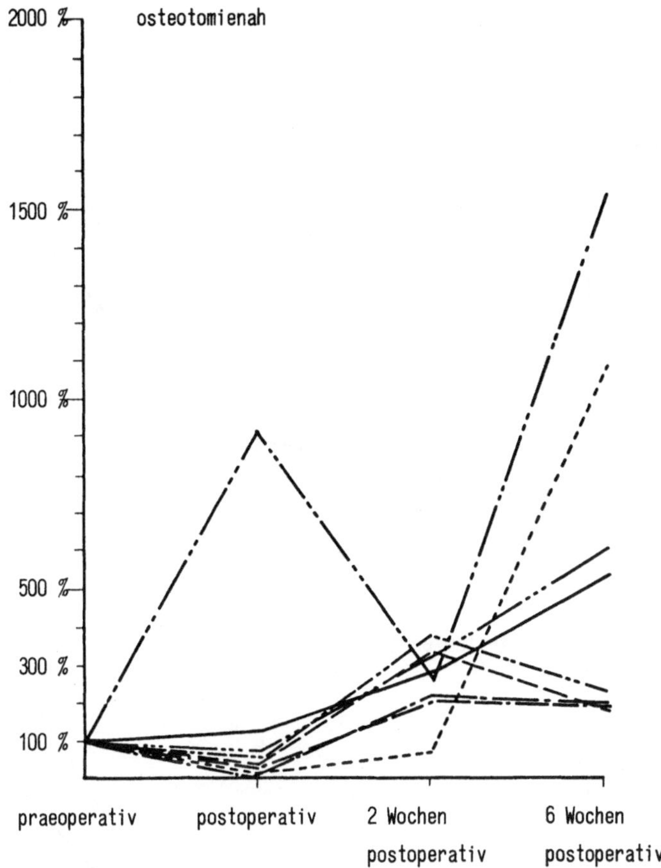

Abb. 26. Die relativen Veränderungen der Durchblutungswerte der Femurschaftcorticalis proximal der Osteotomie im osteotomienahen Bereich nach Femurmarknagelosteosynthesen. Darstellung der Einzelwerte. Der postoperative Anstieg der Durchblutungswerte (Abb. 24) wird durch den einen Ausreißerwert lediglich vorgetäuscht

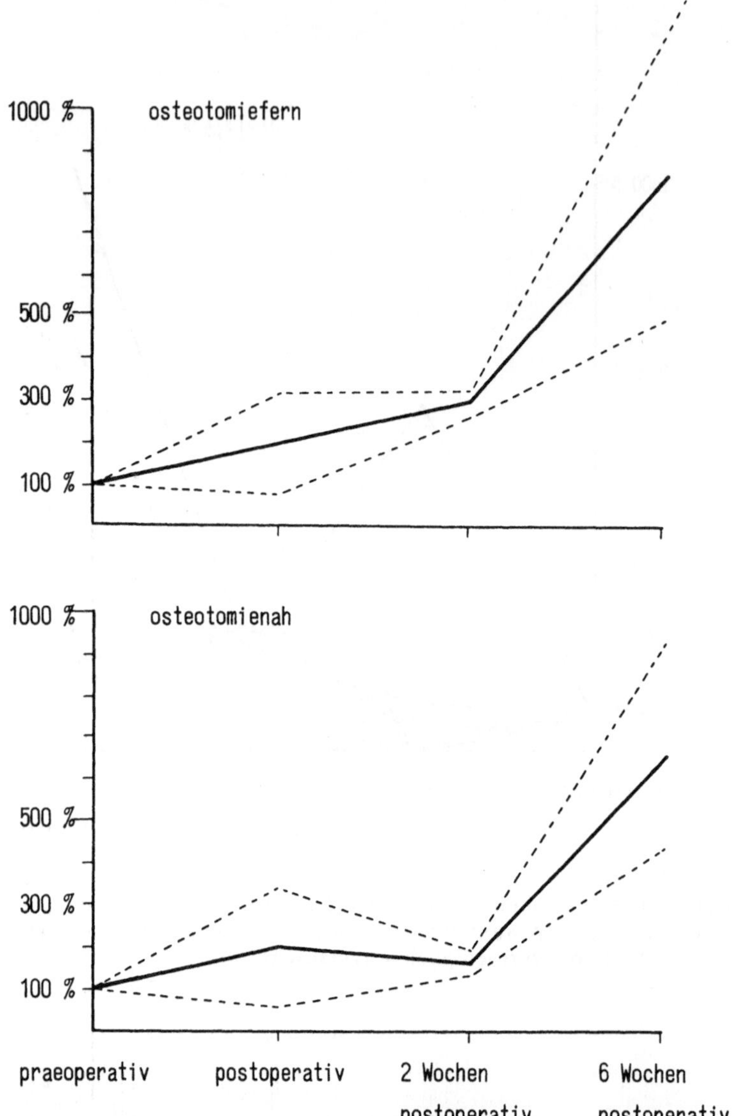

Abb. 27. Die relativen Veränderungen der Durchblutungswerte der Femurschaftcorticalis distal der Osteotomie nach Femurmarknagelosteosynthesen. Nur im osteotomiefernen Bereich (*oben*) ist die Zunahme der Werte 2 und 6 Wochen postoperativ signifikant, im osteotomienahen (*unten*) Bereich ist das nicht der Fall. (Mittelwerte ± Standardfehler), Absolutwerte s. Tabelle 19. Darstellung der Einzelwerte s. Abb. 28 u. 29

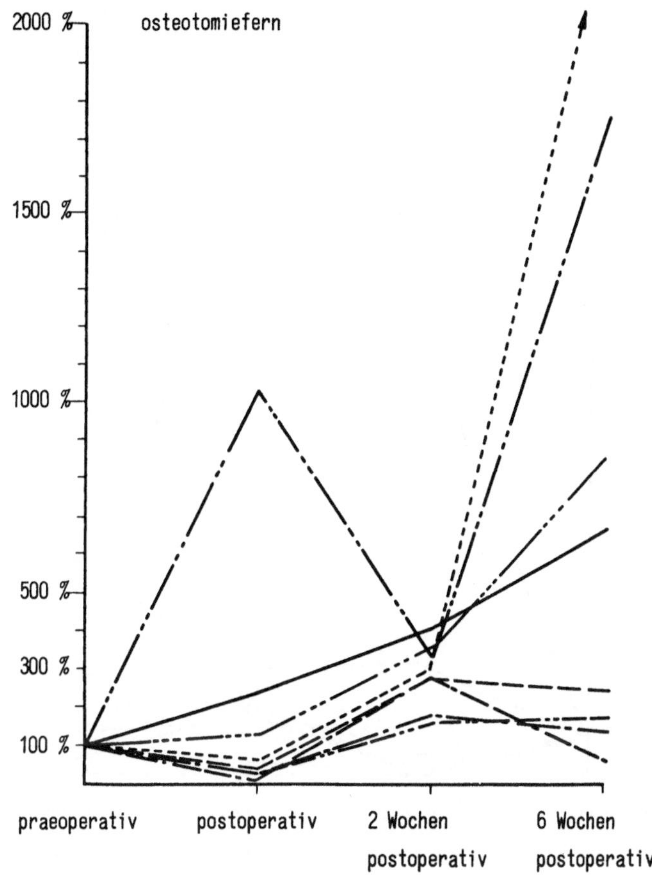

Abb. 28. Die relativen Veränderungen der Durchblutungswerte der Femurschaftcorticalis distal der Osteotomie im osteotomiefernen Bereich nach Femurmarknagelosteosythesen. Darstellung der Einzelwerte

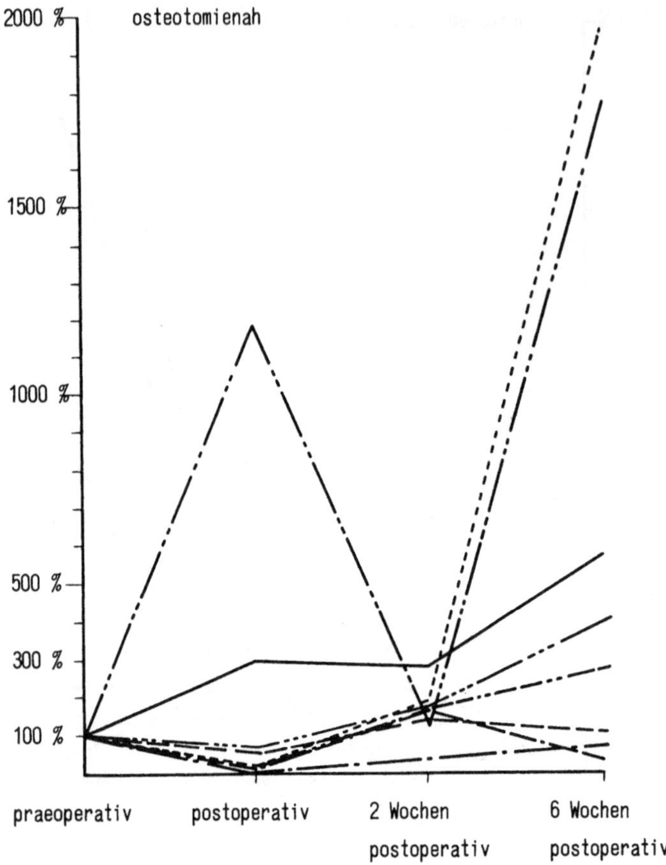

Abb. 29. Die relativen Veränderungen der Durchblutungswerte der Femurschaftcorticalis distal der Osteotomie im osteotomienahen Bereich nach Femurmarknagelosteosynthesen. Darstellung der Einzelwerte

Tabelle 20. Veränderungen der Durchblutung der Corticalis, des Femurschaftes und des Tibiaschaftes nach Marknagelosteosynthesen am Femurschaft, gemessen in ml/100 g · min (Mittelwerte ± Standardfehler)

	Ausgangswert	postoperativ	2 Wo. postop.	6 Wo. postop.
Femurschaftcorticalis (operierter Lauf ges.)	1,64 ± 0,43	0,87 ± 0,23	3,92 ± 0,97	6,70 ± 1,99
Femurschaftcorticalis (Gegenseite)	1,15 ± 0,17	1,18 ± 0,23	2,13 ± 0,42	2,22 ± 0,41
Tibiaschaftcorticalis (operierter Lauf)	0,82 ± 0,16	0,61 ± 0,13	1,34 ± 0,33	2,27 ± 0,59
Tibiaschaftcorticalis (Gegenseite)	0,68 ± 0,14	0,68 ± 0,12	1,42 ± 0,35	1,98 ± 0,42

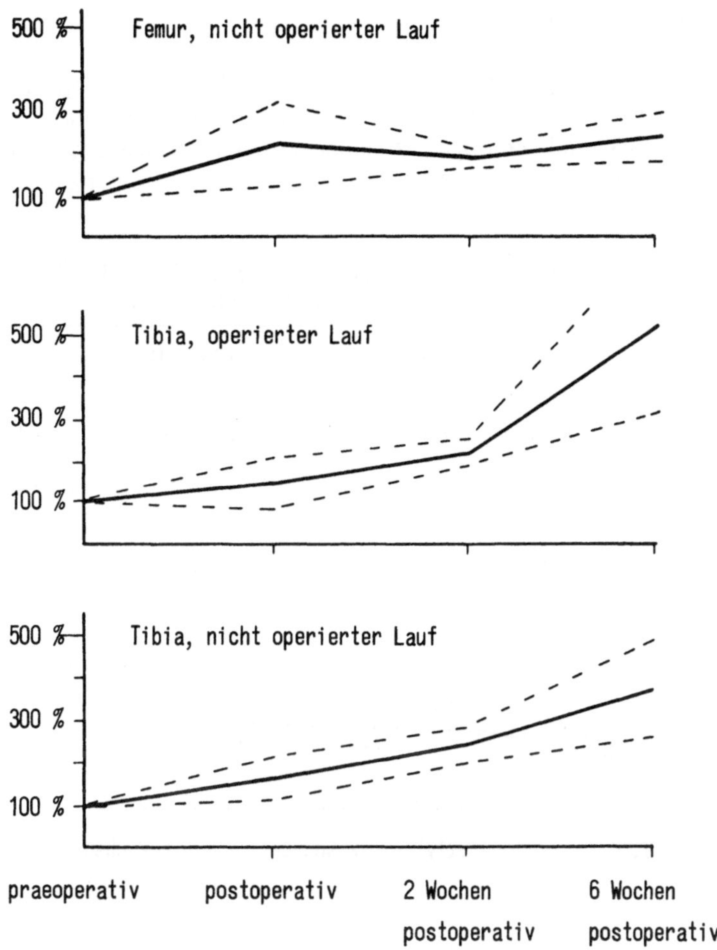

Abb. 30. Die relativen Veränderungen der Durchblutungswerte der Schaftcorticalis der nicht operierten Röhrenknochen nach Femurmarknagelosteosynthesen. *Femur:* Signifikante Zunahme der Werte 2 Wochen postoperativ. *Tibiae:* Signifikante Zunahme der Werte 6 Wochen postoperativ. (Mittelwerte ± Standardfehler). Absolutwerte s. Tabelle 20

5. 3. 3 Mischpräparate

Die Durchblutungswerte des Femurkopfes ändern sich präoperativ bis unmittelbar postoperativ nicht (Tabelle 21; Abb. 31). Zwei Wochen postoperativ haben sich die flow-Werte jedoch annähernd verdoppelt, zu einer weiteren Vermehrung der Durchblutung kommt es dann aber nicht mehr. Diese Veränderungen sind nicht signifikant.

Tabelle 21. Veränderungen der Durchblutung des Femurkopfes nach Marknagelosteosynthesen am Femurschaft, gemessen in ml/100 g · min (Mittelwerte ± Standardfehler)

	Ausgangswert	postoperativ	2 Wo. postop.	6 Wo. postop.
Femurkopf (operierter Lauf)	7,12 ± 1,37	7,76 ± 1,54	13,44 ± 2,48	15,39 ± 2,85
Femurkopf (Gegenseite)	6,97 ± 1,24	7,57 ± 1,04	13,33 ± 2,77	11,15 ± 2,31

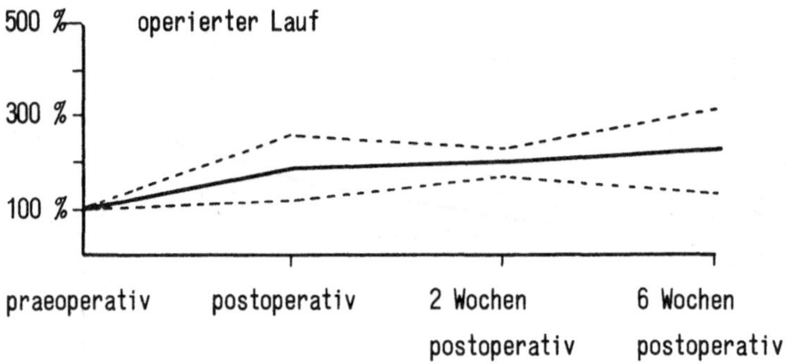

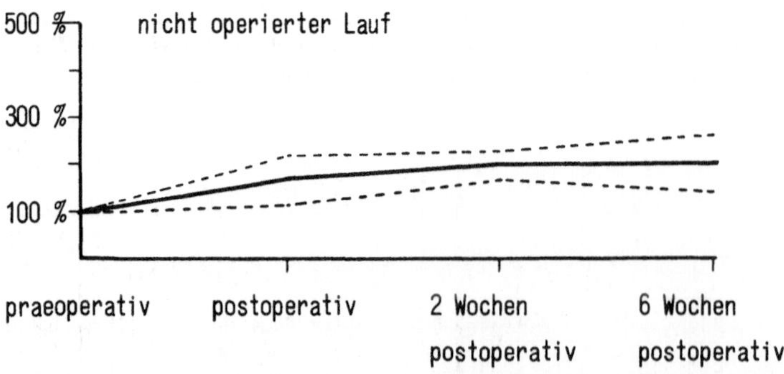

Abb. 31. Die relativen Veränderungen der Durchblutungswerte der Femurköpfe des operierten Laufes (*oben*) und des nicht operierten Laufes (*unten*) nach Femurmarknagelosteosynthesen. Die Veränderungen sind nicht signifikant (Mittelwerte ± Standardfehler). Absolutwerte s. Tabelle 21

Die beiden Tali reagieren ähnlich wie die Corticalis, jedoch etwas verzögert (Tabelle 22; Abb. 32, 33, 34, 35). Postoperativ kommt es am Talus des operierten Laufes zu einem Abfall der Durchblutung, an der Gegenseite bleiben die Werte konstant. Nach zwei Wochen

Tabelle 22. Veränderungen der Durchblutung des Talus nach Marknagelosteosynthesen am Femurschaft, gemessen in ml/100 g · min (Mittelwerte ± Standardabweichung)

	Ausgangswert	postoperativ	2 Wo. postop.	6 Wo. postop.
Talus (operierter Lauf)	1,37 ± 0,39	0,87 ± 0,22	1,88 ± 0,51	5,18 ± 4,23
Talus (Gegenseite)	0,74 ± 0,17	0,85 ± 0,31	1,93 ± 0,38	4,35 ± 1,40

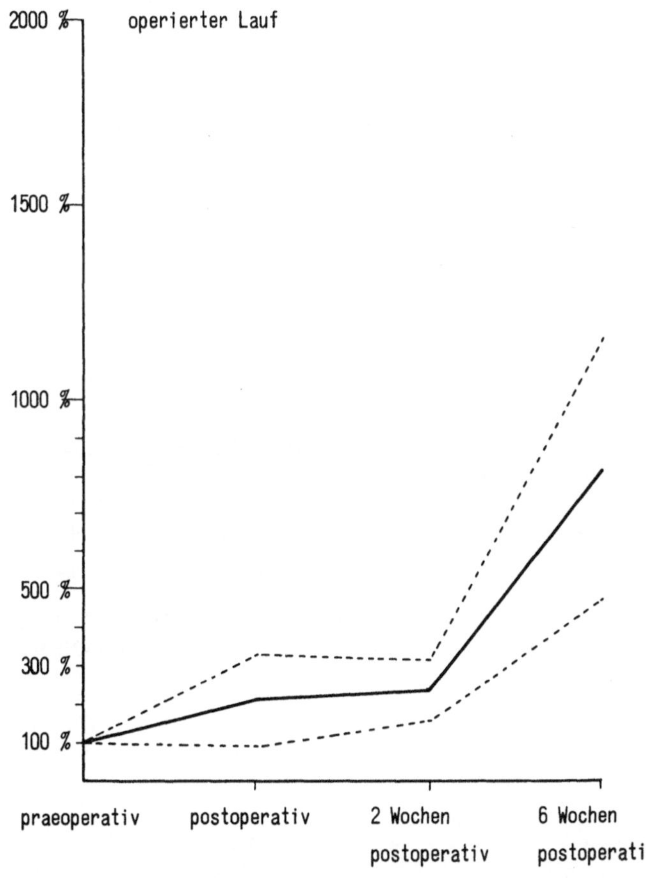

Abb. 32. Die relativen Veränderungen der Durchblutungswerte des Talus des operierten Laufes nach Femurmarknagelosteosynthesen. Die Veränderungen sind nicht signifikant. (Mittelwerte ± Standardfehler). Absolutwerte s. Tabelle 22. Darstellung der Einzelwerte s. Abb. 33

liegen die Werte für die Durchblutung fast doppelt so hoch und nach sechs Wochen haben sie sich vervierfacht.

Signifikant ist die Zunahme der Durchblutung allerdings nur am nicht operierten Lauf, hier ist sie relativ stärker und weist die geringere Streubreite auf.

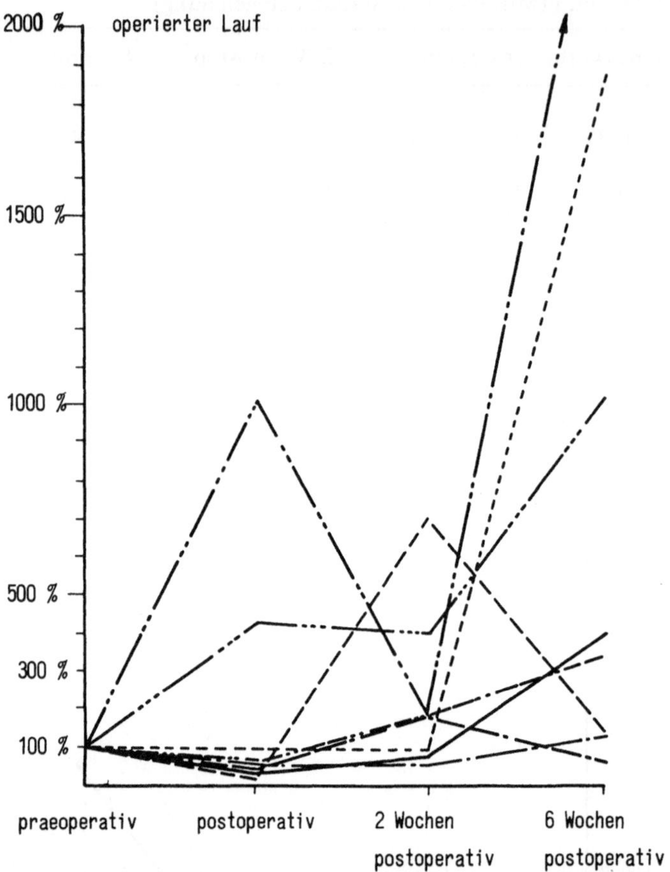

Abb. 33. Die relativen Veränderungen der Durchblutungswerte der Tali des operierten Laufes nach Femurmarknagelosteosynthesen. Darstellung der Einzelwerte

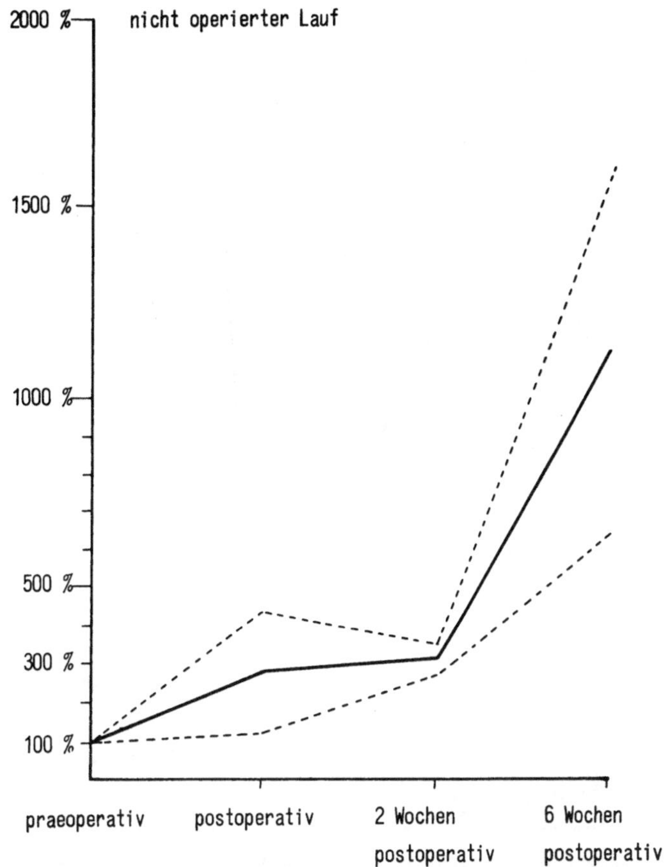

Abb. 34. Die relativen Veränderungen der Durchblutungswerte der Tali des nicht operierten Laufes nach Femurmarknagelosteosynthesen. Die Zunahme der Durchblutungswerte 6 Wochen postoperativ gegenüber dem Ausgangswert ist signifikant (Mittelwerte ± Standardfehler) Absolutwerte s. Tabelle 22. Darstellung der Einzelwerte s. Abb. 35

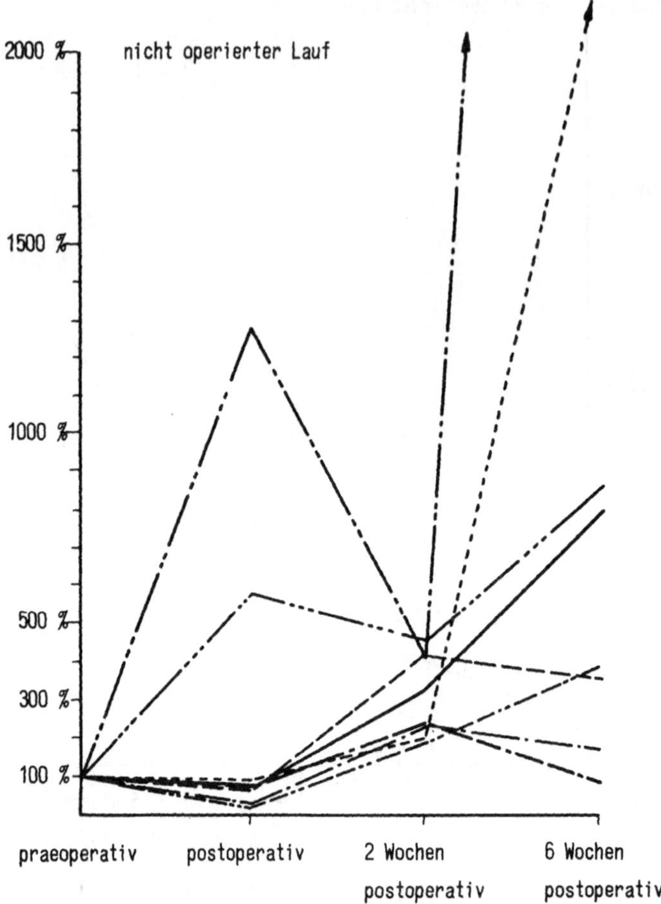

Abb. 35. Die relativen Veränderungen der Durchblutungswerte der Tali des nicht operierten Laufes nach Femurmarknagelosteosynthesen. Darstellung der Einzelwerte

Auch bei den Mischpräparaten Femurkopf und Talus kommt es nach der Femurmarknagelosteosynthese zu einem Anstieg der durchschnittlichen Durchblutungswerte 2 und 6 Wochen postoperativ, die Werte weisen aber eine erhebliche Streubreite auf.

5. 4 Veränderungen der Knochendurchblutung nach Plattenosteosynthesen und Spananlagerungen am Femur während der Frakturheilung

In der fünften Versuchsserie wurde bei sechs Schäferhundbastarden in gleicher Technik wie bei der vorigen Versuchsserie eine Querosteotomie an einem Oberschenkelschaft etwa in Schaftmitte gesetzt. Diese Querosteotomie wurde mit einer 6-Loch-Tibia-DC-Platte versorgt, die unter Kompression angebracht wurde. Gleichzeitig wurde ein ca. 3 · 1,5 cm großer cortico-spongiöser Beckenkammspan über der Osteotomie mit der spongiösen Seite auf der Corticalis angeschraubt [95, 98, 111]. Die Entnahme des Beckenkammspanes erfolgte mit einem Meißel von der Außenseite der gleichseitigen Beckenschaufel. Zusätzliche Spongiosa wurde nicht entnommen und angelagert (Abb. 36).

Bei allen Versuchstieren heilten die Operationswunden primär. Eine Entlastung des operierten Laufes führten wir auch in dieser Serie nicht durch. Die Tiere belasteten den

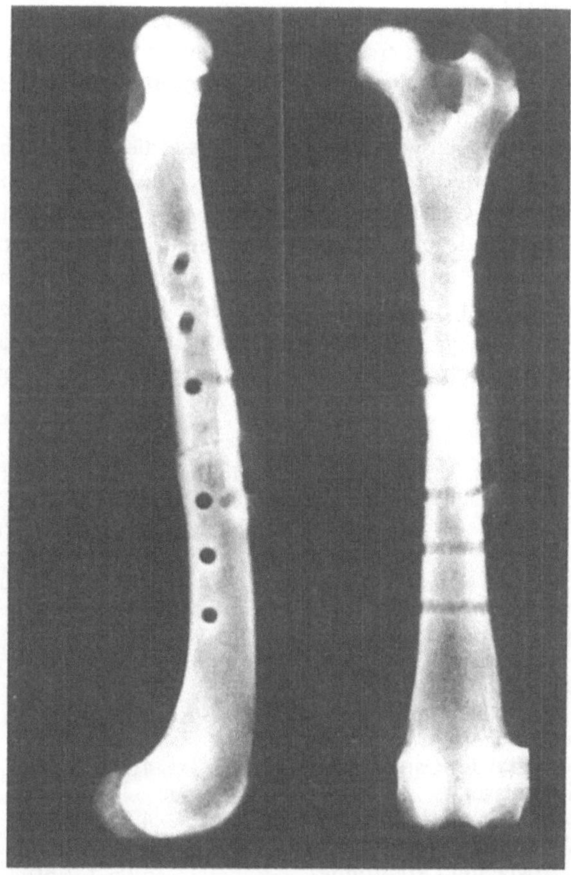

Abb. 36. Mit einer 6-Loch-DC-Platte und cortico-spongiösem Beckenkammspan stabilisierte Femurquerosteotomie 6 Wochen postoperativ nach Entfernung von Platte und Schrauben. Der Frakturspalt ist knöchern teilweise überbaut

operierten Lauf durchweg nach wenigen Tagen teilweise und nach ca. 2–3 Wochen voll. Die Messung der Durchblutung erfolgte zu den gleichen Zeitpunkten und in der gleichen Technik wie bei den Tieren, bei denen eine Marknagelosteosynthese durchgeführt worden war, präoperativ, direkt postoperativ, zwei und sechs Wochen postoperativ.

Nach 6 Wochen war bei allen mit einer DC-Platte versorgten Femurosteotomien der Osteotomiespalt röntgenologisch knöchern teilweise überbaut. Der Span war in allen Fällen fest angewachsen. Bei der Aufarbeitung der Knochen zeigte sich nach Entfernen der Platten und der Schrauben, daß die Osteotomien klinisch stabil verheilt waren. In allen Fällen mußten der Span und die beiden Fragmente wieder scharf mit dem Meißel voneinander getrennt werden. Immer war eine periostale Callusbildung vorhanden, diese war aber unterschiedlich stark ausgeprägt. Der Callus ließ sich aber in allen Fällen mit einem Meißel problemlos von der Corticalis abschälen. Schwieriger war es oftmals, den cortico-spongiösen Beckenkammspan aus dem Callus zu befreien. Die Grenze zwischen der Spongiosa des Spanes und dem Callus war nicht immer eindeutig zu erkennen. In allen Fällen fand sich ein endostaler Callus, der im Bereich der Osteotomie die Markhöhle weitgehend ausfüllte und sich nur schwer von der Corticalis trennen ließ. Schrauben und Platten saßen in allen Fällen fest und wiesen keine Lockerungszeichen auf.

Bei einem der 6 Versuchstiere mußte wegen höherer Gewalt die 3. Messung nach 14 Tagen ausfallen, alle anderen Messungen konnten planmäßig durchgeführt werden. Kein Versuchstier verstarb vorzeitig.

Bei der Auswertung der Ergebnisse dieser Versuchsserie fiel ebenfalls auf, daß die präoperativen Ausgangswerte der Durchblutung des operierten Femurs höher lagen als die Werte der Gegenseite (Tabelle 23). Aber im Gegensatz zur Marknagelung gab es deutliche Unterschiede nur am operierten Femur. Am operierten Femur waren die Differenzen zur Gegenseite distal der Osteotomie größer als proximal und im Bereich des Plattenlagers größer als bei der übrigen Corticalis. Distal der Osteotomie und im Bereich des Plattenlagers war die Entkalkung des Knochens also am stärksten ausgeprägt. An der Tibia und am Talus waren die Unterschiede gering, und im Bereich der Spongiosa waren keine Unter-

Tabelle 23. Unterschiede der präoperativen Durchblutungswerte verschiedener Knochenabschnitte nach Plattenosteosynthesen am Femurschaft bei 6 Versuchstieren nach 6wöchiger Versuchsdauer, gemessen in ml/100 g · min (Mittelwerte ± Standardfehler)

	operierter Lauf	Gegenseite
Femurschaftcorticalis (gesamt)	4,81 ± 1,80	2,67 ± 0,90
Femurschaftcorticalis (proximal der Osteotomie)	3,94 ± 1,47	2,38 ± 0,76
Femurschaftcorticalis (distal der Osteotomie)	4,82 ± 1,79	2,80 ± 1,09
Plattenlager (proximal der Osteotomie)	4,87 ± 1,82	2,38 ± 0,76
Plattenlager (distal der Osteotomie)	6,05 ± 2,60	2,80 ± 1,09
Tibiaschaftcorticalis	2,25 ± 0,80	2,09 ± 0,78
Talus	2,29 ± 0,62	1,89 ± 0,45

schiede nachweisbar. Eine vergleichende Gewichtsbestimmung zwischen den beiden Tali ergab keine Unterschiede. Statistisch signifikant waren die Unterschiede allerdings wegen der großen Streubreite auch für den Femur nicht.

Die Aufarbeitung der Knochen und die statistische Auswertung wurde in gleicher Weise vorgenommen wie bei der Versuchsserie mit den Marknagelosteosynthesen. „Ausreißwerte" gab es in dieser Versuchsserie nicht.

Die Entkalkung der Femurschaftcorticalis nach Plattenosteosynthesen ist distal der Osteotomie stärker als proximal der Osteotomie und im Plattenlager stärker als in der übrigen Corticalis. Sie ist auch im Talus deutlich nachweisbar.

---

5. 4. 1 Spongiosa

Die Spongiosa des proximalen und des distalen Femurschaftes (Tabelle 24; Abb. 33, 38, 39, 40) reagiert mit ihren Durchblutungswerten nach der Osteotomie und der Plattenosteosynthese ähnlich wie nach der Marknagelosteosynthese. In der proximalen Spongiosa des operierten Laufes kommt es direkt postoperativ aber zu keinem wesentlichen Abfall der Durchblutungswerte, während in der distalen Spongiosa die Werte etwas abfallen. Am gegenseitigen Femur ändern sich die Werte zwischen der präoperativen und der postoperativen Messung kaum. Nach 14 Tagen ist es in allen Bereichen der Femurspongiosa etwa zu einer Verdoppelung der Werte gekommen. Aber während nach der Marknagelosteosynthese die Durchblutungswerte nach 6 Wochen wieder annähernd auf die Ausgangswerte abgefallen waren, bleiben sie nach der Plattenosteosynthese hoch. Die Unterschiede zwischen den einzelnen Versuchstieren sind dabei groß. Operierter Lauf und Gegenseite reagieren beide nahezu identisch, lediglich am operierten Lauf kommt es initial zu einem geringfügigen Abfall der Durchblutungswerte.

Betrachtet man sich die Einzelwerte (Abb. 37, 38, 39, 40), so erkennt man, daß die auch noch nach 6 Wochen anhaltende durchschnittliche Steigerung der Durchblutung hauptsächlich durch die Werte eines Versuchstieres verursacht wird. Bei den anderen Ver-

Tabelle 24. Veränderungen der Durchblutung der Femurspongiosa nach Plattenosteosynthesen am Femur in Schaftmitte, gemessen in ml/100 g · min (Mittelwerte ± Standardfehler)

	Ausgangswert	postoperativ	3 Wo. postop.	6 Wo. postop.
Prox. Femurspongiosa (operierter Lauf)	12,46 ± 2,29	11,06 ± 2,39	20,53 ± 4,52	22,13 ± 6,44
Prox. Femurspongiosa (Gegenseite)	10,62 ± 2,29	11,82 ± 1,87	20,71 ± 2,94	20,92 ± 6,56
Dist. Femurspongiosa (operierter Lauf)	10,24 ± 2,91	5,76 ± 1,95	13,38 ± 2,86	20,27 ± 6,92
Dist. Femurspongiosa (Gegenseite)	10,30 ± 2,49	9,35 ± 2,76	19,00 ± 3,50	22,53 ± 8,41

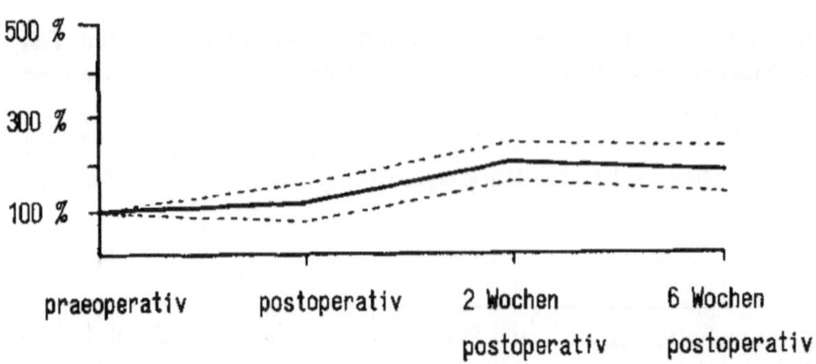

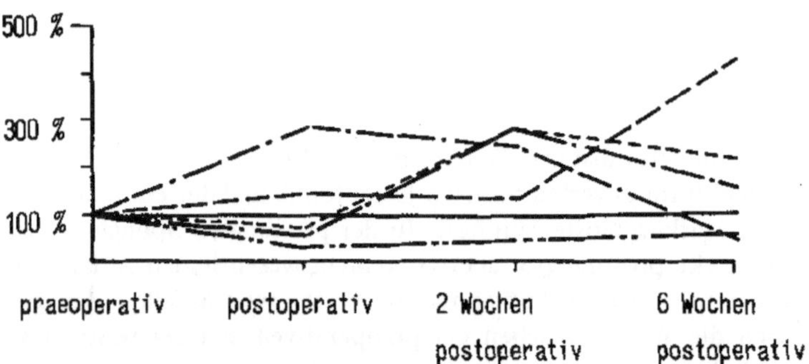

Abb. 37. Die relativen Veränderungen der Durchblutungswerte der proximalen Femurspongiosa des operierten Laufes nach Plattenosteosynthesen. Die Veränderungen sind nicht
signifikant. Absolutwerte s. Tabelle 24. *Oben:* Mittelwerte ± Standardfehler. *Unten:* Darstellung der Einzelwerte

suchstieren sind die Veränderungen der Durchblutung zu diesem Zeitpunkt bereits wieder
rückläufig oder weniger stark ausgeprägt. Signifikant sind diese Veränderungen nicht.

Ähnlich wie bei der Femurspongiosa verhalten sich die Werte für die Durchblutung der
proximalen Tibiaspongiosa (Tabelle 25; Abb. 41). Direkt postoperativ kommt es nach der
Plattenosteosynthese zu einem geringfügigen Abfall der Durchblutungswerte. Nach 2 Wochen liegen die Werte höher als die Ausgangswerte, ohne daß der Unterschied signifikant
wäre. 6 Wochen postoperativ sind die Werte nahezu unverändert, sie liegen etwa doppelt so
hoch wie die Ausgangswerte. Operierte Seite und die Gegenseite verhalten sich dabei fast
gleich.

Anders sehen die Kurvenverläufe für die Spongiosa des distalen Tibiaschaftes nach
Plattenosteosynthese am Femur aus. Direkt postoperativ kommt es zu einem Abfall der
Durchblutungswerte etwa auf die Hälfte der Ausgangswerte (Tabelle 25). Die Werte steigen
nur zögernd wieder an und erreichen nach 6 Wochen wieder annähernd die Ausgangswerte.
Extreme Veränderungen bei einzelnen Tieren wie bei der Femurspongiosa gibt es dabei
nicht. Signifikant sind diese Veränderungen nicht.

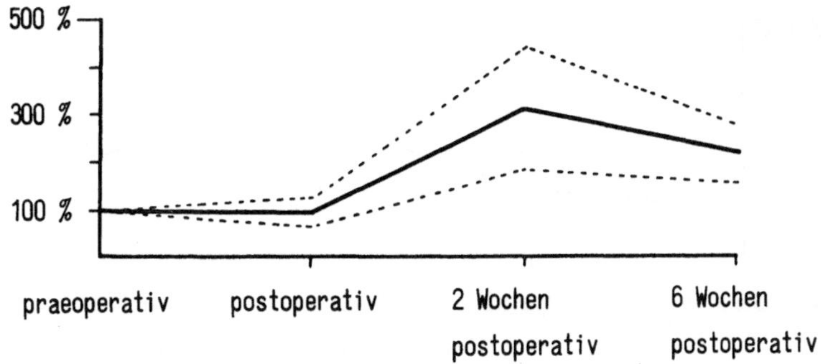

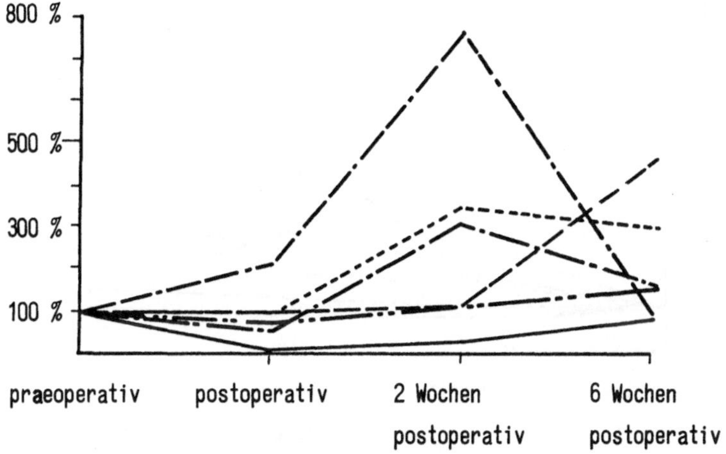

Abb. 38. Die relativen Veränderungen der Durchblutungswerte der distalen Femurspongiosa des operierten Laufes nach Plattenosteosynthesen. Die Veränderungen sind nicht signifikant. Absolutwerte s. Tabelle 24. *Oben:* Mittelwerte ± Standardfehler. *Unten:* Darstellung der Einzelwerte

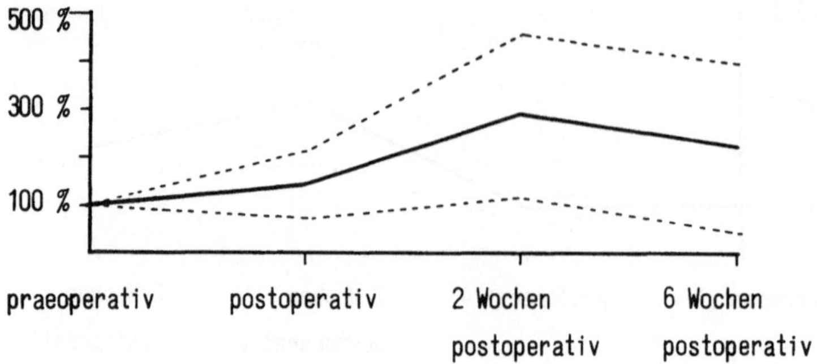

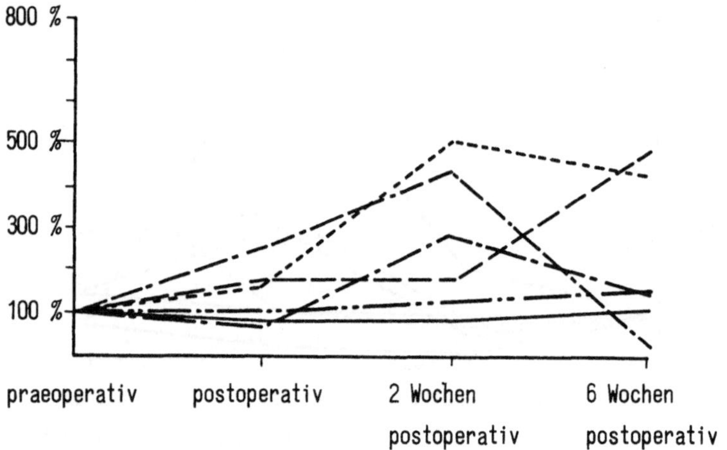

Abb. 39. Die relativen Veränderungen der Durchblutungswerte der proximalen Femurspongiosa des nicht operierten Laufes nach Plattenosteosynthesen. Die Veränderungen sind nicht signifikant. Absolutwerte s. Tabelle 24. *Oben:* Mittelwerte ± Standardfehler. *Unten:* Darstellung der Einzelwerte

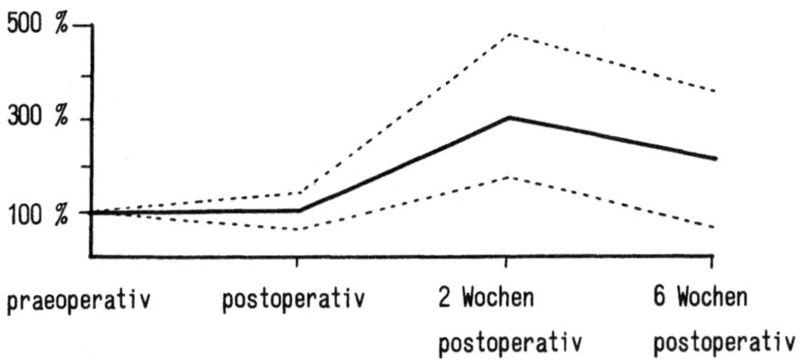
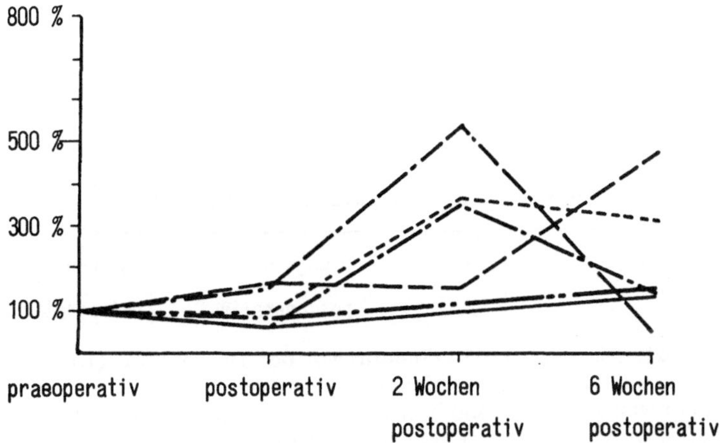

Abb. 40. Die relativen Veränderungen der Durchblutungswerte der distalen Femurspongiosa des nicht operierten Laufes nach Plattenosteosynthesen. Die Veränderungen sind nicht signifikant. Absolutwerte s. Tabelle 24. *Oben:* Mittelwerte ± Standardfehler. *Unten:* Darstellung der Einzelwerte

Tabelle 25. Veränderungen der Durchblutung der Tibiaspongiosa nach Plattenosteosynthesen am Femur in Schaftmitte, gemessen in ml/100 g · min (Mittelwert ± Standardfehler)

	Ausgangswert	postoperativ	2 Wo. postop.	6 Wo. postop.
Prox. Tibiaspongiosa (operierter Lauf)	8,86 ± 2,68	6,07 ± 1,76	12,38 ± 2,18	14,90 ± 5,22
Prox. Tibiaspongiosa (Gegenseite)	10,15 ± 3,25	7,24 ± 2,11	10,99 ± 2,54	20,44 ± 7,72
Dist. Tibiaspongiosa (operierter Lauf)	7,96 ± 2,88	4,85 ± 1,95	5,48 ± 2,81	7,61 ± 2,49
Dist. Tibiaspongiosa (Gegenseite)	7,12 ± 2,07	3,60 ± 1,29	4,87 ± 2,27	6,71 ± 2,13

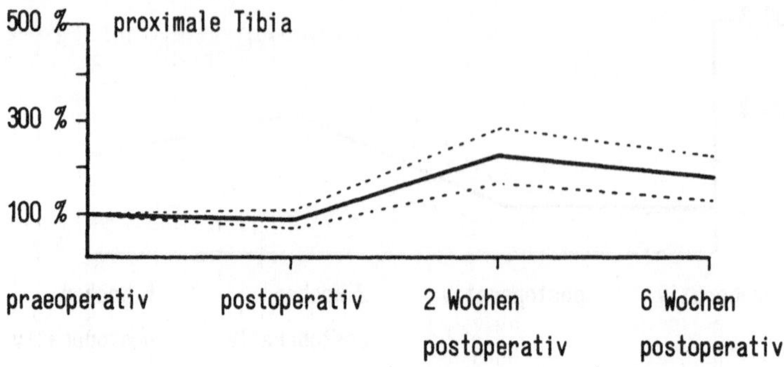

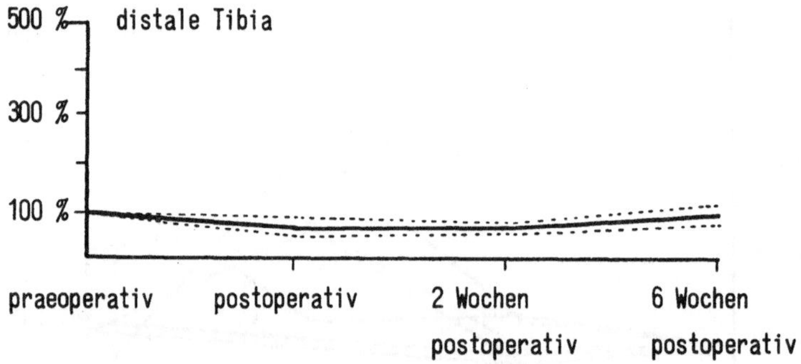

Abb. 41. Die relativen Veränderungen der Durchblutungswerte der Tibiaspongiosa nach Plattenosteosynthesen am gleichseitigen Femur (Mittelwerte ± Standardfehler). Die Veränderungen sind nicht signifikant. Absolutwerte s. Tabelle 25. *Oben:* Spongiosa des Tibiakopfes. *Unten:* Spongiosa der distalen Tibia

Die Durchblutungswerte der Spongiosa des proximalen Femurschaftes, des distalen Femurschaftes und des proximalen Tibiaschaftes steigen 2 und 6 Wochen nach der Plattenosteosynthese am Femur deutlich an. Die Streubreite der Werte ist groß. Lediglich in dem distalen Tibiaschaft kommt es zu keinem Anstieg der Durchblutungswerte.

5. 4. 2 Corticalis

Die Corticalis der osteotomierten und mit einer Plattenosteosynthese versorgten Femora wurde in gleicher Weise aufgearbeitet wie die mit einer Marknagelung stabilisierten Femora. Die Corticalis proximal und distal der Osteotomie wurde getrennt untersucht, aufgeteilt in den osteotomienahen Anteil bis zu 2 cm Entfernung zur Osteotomie und den osteotomiefernen Anteil ab 2 cm Entfernung zur Osteotomie. Getrennt davon wurde das Plattenlager untersucht, ebenfalls aufgeteilt in proximalen und distalen Abschnitt und in osteotomienahen und osteotomiefernen Anteil. Gesondert untersucht wurde natürlich auch der cortico-spongiöse Beckenkammspan.

Die Durchblutungswerte nach der Plattenosteosynthese verhalten sich ähnlich wie nach der Marknagelosteosynthese, die Veränderungen sind aber weniger stark ausgeprägt. Direkt postoperativ kommt es in allen Abschnitten der Corticalis zu einem deutlichen Abfall der Durchblutung bis auf 1/5 des Ausgangswertes. Dieser stärkere Abfall der Durchblutungswerte als nach der Marknagelosteosynthese ist sicher eine Folge der größeren Freilegung des Knochens als bei der Marknagelung und eine Folge der Manipulationen mit Haltezange und anderen Instrumenten. Nach 2 Wochen liegen die Werte um das 1,5–2fache und nach 6 Wochen durchschnittlich um das 2–3fache höher als die Ausgangswerte (Tabelle 26; Abb. 42, 43, 44, 45, 46). Die Veränderungen im osteotomienahen Bereich sind dabei stärker ausgeprägt als im osteotomiefernen Bereich. Das Plattenlager (Tabelle 27; Abb. 47, 48, 49) verhält sich dabei wie die übrige Schaftcorticalis, lediglich distal der Osteotomie ist der Anstieg weniger stark ausgeprägt als bei der übrigen Corticalis, ohne daß diese Unterschiede statistisch signifikant wären.

Betrachtet man sich auch hier die Einzelwerte, dann fällt auf, daß ein Tier mit den Durchblutungswerten stärker reagiert als die anderen Tiere. Es handelt sich dabei um ein anderes Tier als jene, bei dem die Durchblutungswerte für die Spongiosa stärker reagierten als bei den anderen Tieren.

Signifikant sind diese Zunahmen der Durchblutungswerte zwischen der 1. und der 4. Messung für die proximalen und die distalen Abschnitte der Corticalis. Bei den osteotomienahen Anteilen sind die Veränderungen zwar stärker ausgeprägt, aber wegen des stärkeren postoperativen Abfalles der Werte und wegen der größeren Streubreite nicht signifikant.

Tabelle 26. Veränderungen der Durchblutung der Femurschaftcorticalis nach Plattenosteosynthesen am gleichseitigen Femur in Schaftmitte in Abhängigkeit von der Entfernung zur Osteotomie ohne das Plattenlager, gemessen in ml/100 g · min (Mittelwerte ± Standardfehler)

	Ausgangswert	postoperativ	2 Wo. postop.	6 Wo. postop.
Prox. Corticalis osteotomiefern ab 2 cm	3,85 ± 1,45	1,07 ± 0,14	4,94 ± 1,65	6,42 ± 2,06
Prox. Corticalis osteotomienah bis 2 cm	4,04 ± 1,54	0,65 ± 0,09	9,13 ± 3,22	12,36 ± 4,57
Dist. Corticalis osteotomienah bis 2 cm	4,87 ± 1,94	0,60 ± 0,12	8,20 ± 3,05	13,15 ± 4,67
Dist. Corticalis osteotomiefern ab 2 cm	4,73 ± 1,74	0,85 ± 0,16	5,60 ± 2,02	8,30 ± 2,58

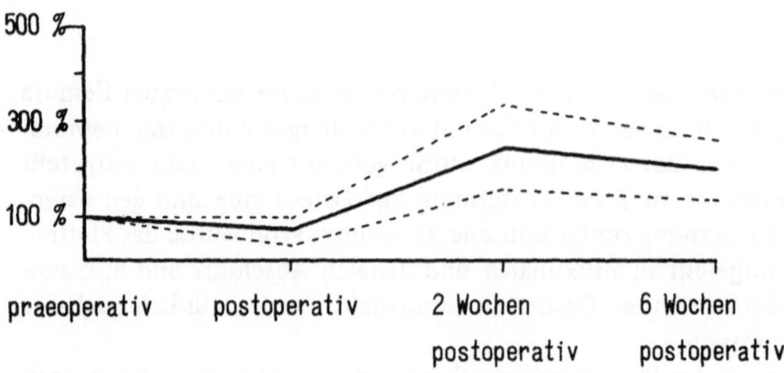

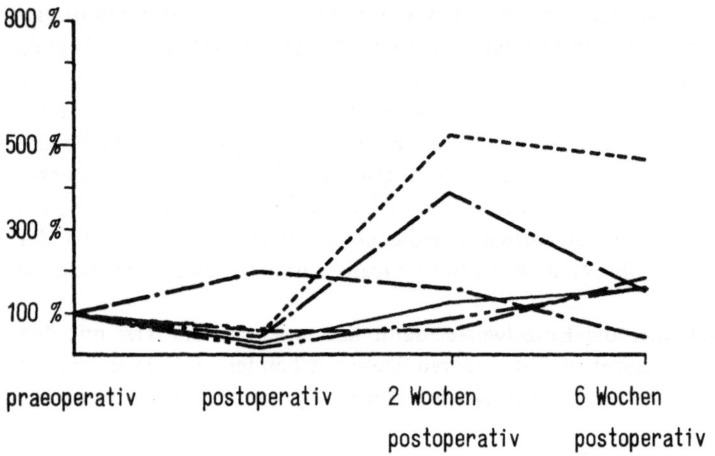

Abb. 42. Die relativen Veränderungen der Durchblutungswerte der proximalen, osteotomie-fernen Femurschaftcorticalis nach Plattenosteosynthesen. Die Zunahme der Werte nach 6 Wochen gegenüber dem Ausgangswert ist signifikant. Absolutwerte s. Tabelle 26. *Oben:* Mittelwerte ± Standardfehler. *Unten:* Darstellung der Einzelwerte

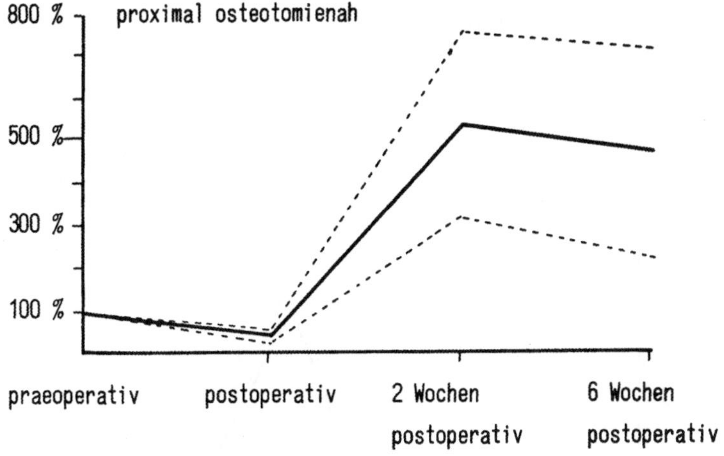

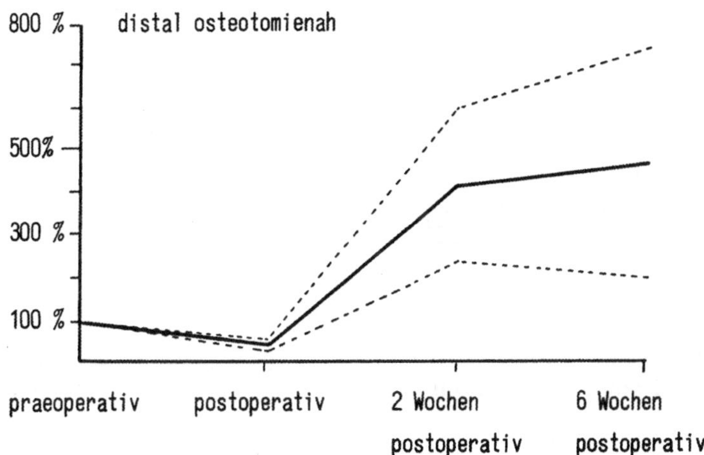

Abb. 43. Die relativen Veränderungen der Durchblutungswerte der osteotomienahen Femurschaftcorticalis nach Plattenosteosynthesen. (Mittelwerte ± Standardfehler). Die Veränderungen sind wegen der großen Streubreite nicht signifikant. Absolutwerte s. Tabelle 26; Einzelwerte s. Abb. 44, 45. *Oben:* Proximale, osteotomienahe Corticalis. *Unten:* Distale, osteotomienahe Corticalis

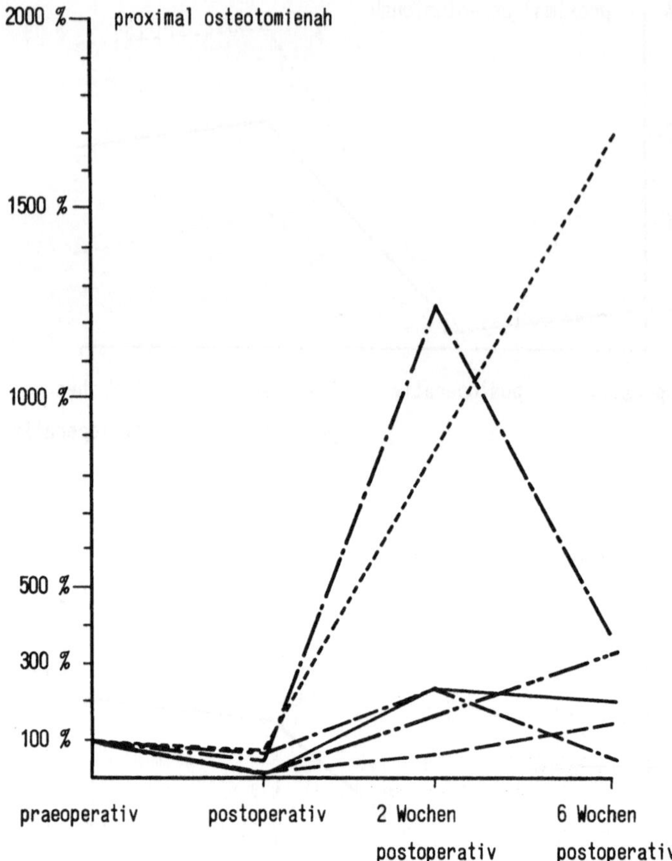

Abb. 44. Die relativen Veränderungen der Durchblutungswerte der proximalen, osteotomie-nahen Femurschaftcorticalis nach Plattenosteosynthesen. Darstellung der Einzelwerte

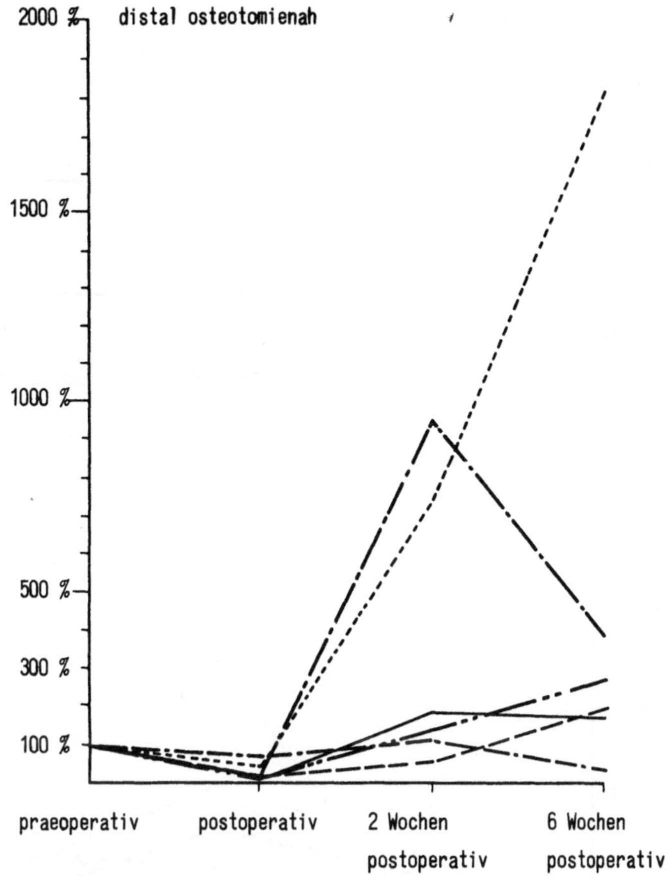

Abb. 45. Die relativen Veränderungen der Durchblutungswerte der distalen, osteotomienahen Femurschaftcorticalis nach Plattenosteosynthesen. Darstellung der Einzelwerte

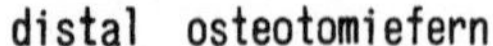

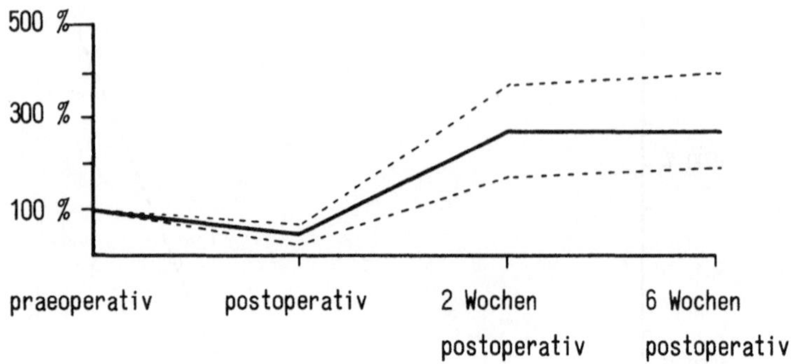

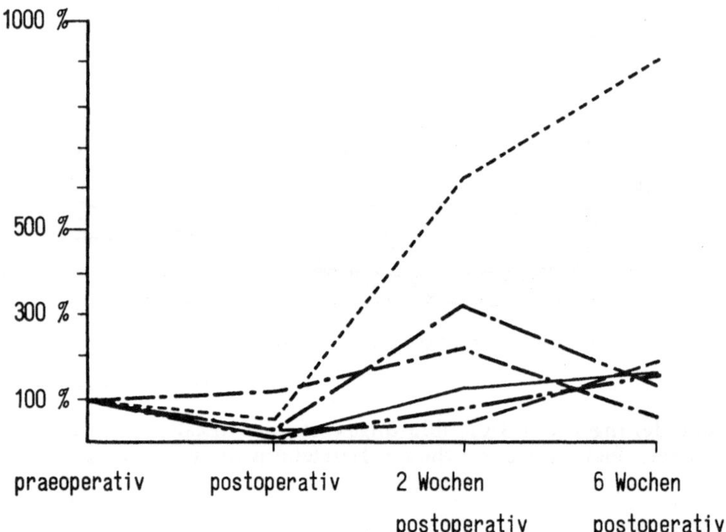

Abb. 46. Die relativen Veränderungen der Durchblutungswerte der distalen, osteotomie-fernen Femurschaftcorticalis nach Plattenosteosynthesen. Die Zunahme der Werte nach 6 Wochen gegenüber dem Ausgangswert ist signifikant. Absolutwerte s. Tabelle 26. *Oben:* Mittelwerte ± Standardfehler. *Unten:* Darstellung der Einzelwerte

Abb. 47. Die relativen Veränderungen der Durchblutungswerte des Femurplattenlagers (Mittelwerte ± Standardfehler). Die Veränderungen sind wegen der großen Streubreite nicht signifikant. Absolutwerte s. Tabelle 27; Einzelwerte s. Abb. 48, 49. *Oben:* Prox. Plattenlager gesamt. *Unten:* Dist. Plattenlager gesamt

Tabelle 27. Veränderungen der Durchblutung des Plattenlagers nach Plattenosteosynthesen am Femur in Schaftmitte in Abhängigkeit von der Entfernung zur Osteotomie, gemessen in ml/100 g · min (Mittelwerte ± Standardfehler)

	Ausgangswert	postoperativ	2 Wo. postop.	6 Wo. postop.
Prox. Plattenlager osteotomiefern ab 2 cm	5,21 ± 2,13	1,37 ± 0,16	7,39 ± 2,92	9,51 ± 2,78
Prox. Plattenlager osteotomienah bis 2 cm	3,76 ± 1,42	0,82 ± 0,22	9,80 ± 3,50	11,09 ± 3,37
Dist. Plattenlager osteotomienah bis 2 cm	5,89 ± 2,61	0,55 ± 0,22	7,56 ± 2,83	11,79 ± 3,99
Dist. Plattenlager osteotomiefern ab 2 cm	6,08 ± 2,58	1,23 ± 0,26	7,52 ± 2,33	7,67 ± 1,86

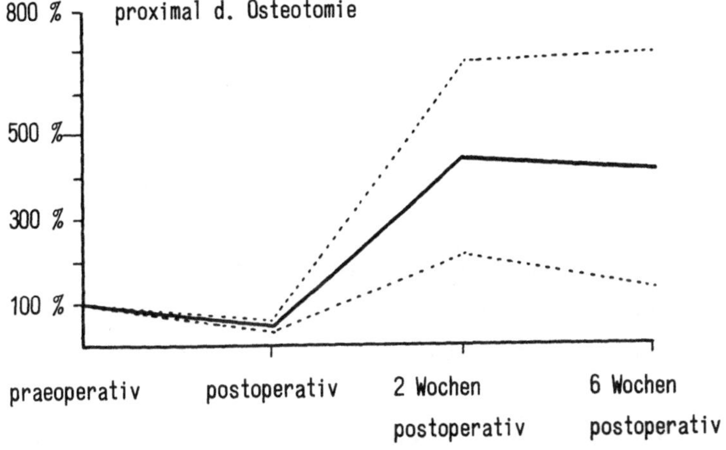

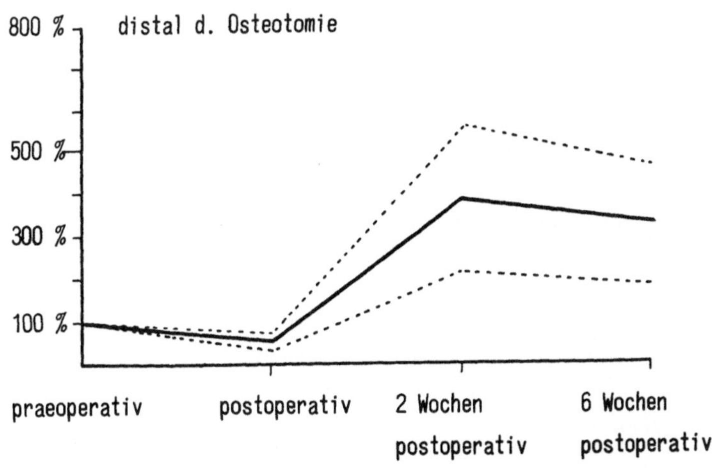

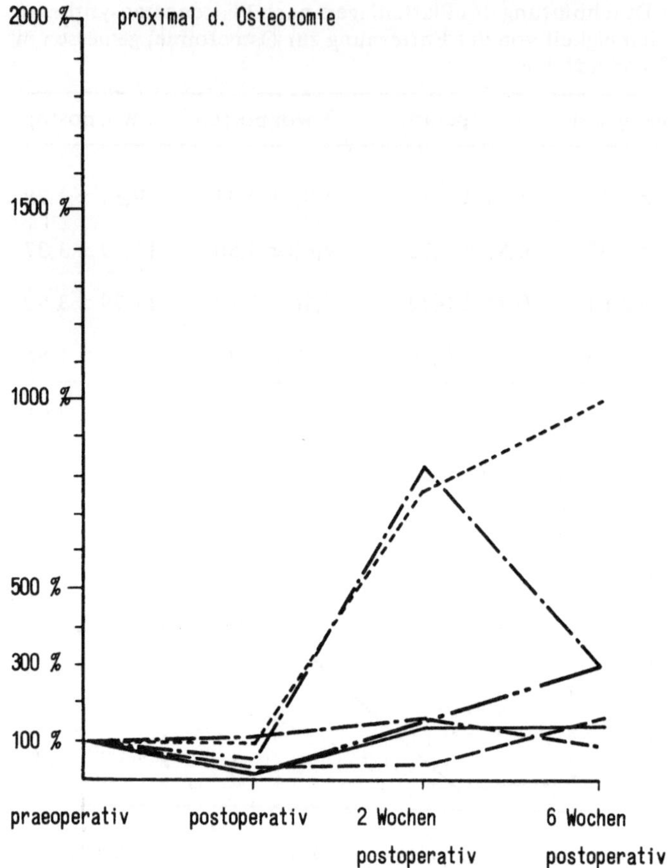

Abb. 48. Die relativen Veränderungen der Durchblutungswerte des gesamten proximalen Femurplattenlagers. Darstellung der Einzelwerte

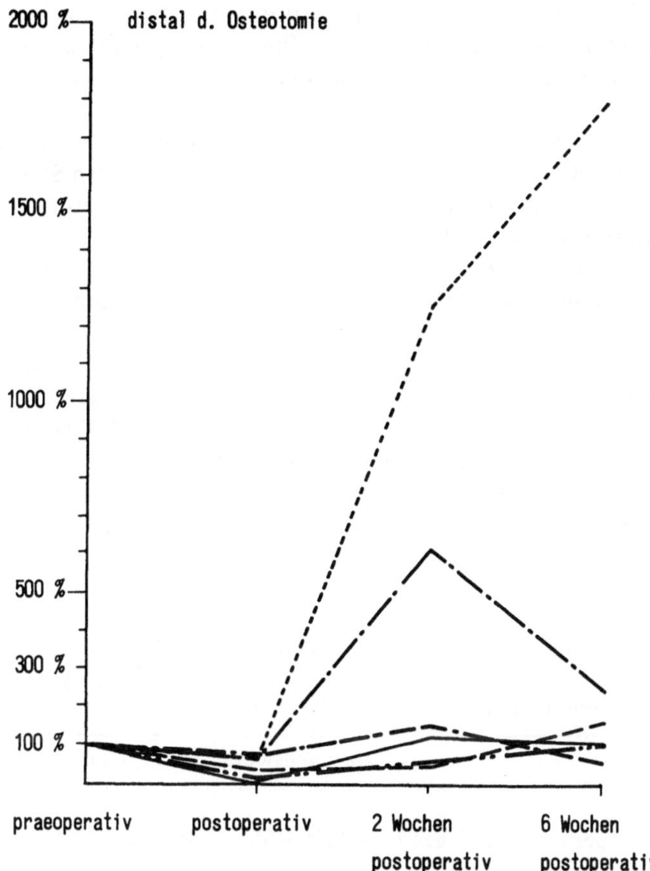

Abb. 49. Die relativen Veränderungen der Durchblutungswerte des gesamten distalen Femurplattenlagers. Darstellung der Einzelwerte

Untersucht man die Schaftcorticalis der übrigen, nicht operierten Röhrenknochen, so findet man bei diesen Knochen direkt postoperativ einen Rückgang der Durchblutungswerte. Nach 14 Tagen sind die Werte wieder angestiegen und nach 6 Wochen findet man praktisch wieder die Ausgangswerte. Diese Veränderungen sind statistisch nicht signifikant. Deutlich ist aber der Unterschied zur Marknagelosteosynthese, nach der es auch bei den nicht operierten Röhrenknochen zu einer signifikanten Steigerung der Durchblutungswerte der Corticalis auf das 2–2,5fache des Ausgangswertes kam. Die in dieser Serie mituntersuchte Humerusschaftcorticalis zeigte die gleichen Veränderungen der Durchblutungswerte wie die übrigen Röhrenknochen (Tabelle 28; Abb. 50). Bei diesen Knochen reagierten auch alle Versuchstiere mit ihren Veränderungen der Durchblutungswerte gleich, es gab keine Ausreißer und keine Extremwerte, auch nicht bei denjenigen Tieren, bei denen die Durchblutungswerte des operierten Femurs während der Frakturheilung so stark anstiegen. Erkennbar ist dies auch an den geringen Standardfehlern.

Vergleicht man die Durchblutungswerte dieser Röhrenknochen mit den Durchblutungswerten des gesamten operierten Femurschaftes, so wird die stärkere Durchblutungssteigerung des operierten Knochens deutlich, die Zunahme der Durchblutung gegenüber dem Ausgangswert ist signifikant. Die Verlaufskurven für die beiden Tibiae sind praktisch identisch.

Tabelle 28. Veränderungen der Durchblutung der Corticalis des Femurschaftes, des Tibiaschaftes und des Humerusschaftes nach Plattenosteosynthesen am Femur in Schaftmitte, gemessen in ml/100 g · min (Mittelwerte ± Standardfehler)

	Ausgangswert	postoperativ	2 Wo. postop.	6 Wo. postop.
Femurschaftcorticalis (operierter Lauf, ges.)	4,81 ± 1,80	0,96 ± 0,13	7,17 ± 2,27	9,79 ± 2,28
Femurschaftcorticalis (Gegenseite)	2,67 ± 0,90	1,46 ± 0,32	2,08 ± 0,55	2,57 ± 0,61
Tibiaschaftcorticalis (operierter Lauf)	2,25 ± 0,80	0,83 ± 0,24	1,22 ± 0,49	1,97 ± 0,54
Tibiaschaftcorticalis (Gegenseite)	2,09 ± 0,78	0,82 ± 0,21	1,23 ± 0,49	1,75 ± 0,60
Humerusschaftcorticalis	2,48 ± 0,69	1,47 ± 0,39	3,10 ± 1,38	2,17 ± 0,54

Die Durchblutungswerte der Femurschaftcorticalis nach Plattenosteosynthese und Spananlagerung am Femur fallen direkt postoperativ deutlich ab, steigen nach 2 und 6 Wochen aber stark an. Der stärkste Anstieg der Durchblutungswerte erfolgt innerhalb der ersten 2 Wochen postoperativ. Das Plattenlager verhält sich dabei ebenso wie die übrige Corticalis. Im osteotomienahen Bereich ist die Zunahme der Durchblutungswerte stärker ausgeprägt als im osteotomiefernen Bereich. Die Schaftcorticalis der übrigen, nicht operierten Röhrenknochen, zeigt keine wesentlichen Veränderungen der Durchblutungswerte.

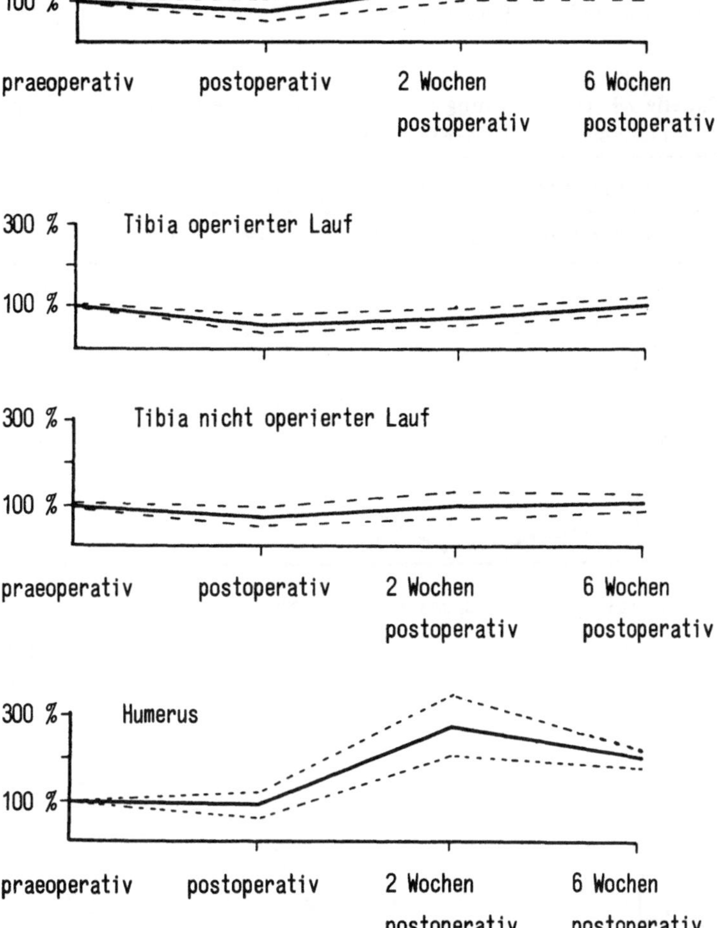

Abb. 50. Die relativen Veränderungen der Durchblutungswerte der nicht operierten langen Röhrenknochen nach Plattenosteosynthesen am Femur. Die Veränderungen sind nicht signifikant. (Mittelwerte ± Standardfehler). Absolutwerte s. Tabelle 28

5. 4. 3 Cortico-spongiöser Beckenkammspan

Besonders interessant sind natürlich die Durchblutungswerte für die frei transplantierten
cortico-spongiösen Beckenkammspäne (Tabelle 29; Abb. 51). Die präoperativen Werte vor

Tabelle 29. Durchblutung eines frei transplantierten, cortico-spongiösen Beckenkammspanes
in ml/100 g · min (Mittelwerte ± Standardfehler)

n	präoperativ	postoperativ	2 Wochen postoperativ	6 Wochen postoperativ
6	6,84 ± 1,99	0,79 ± 0,16	13,42 ± 4,90	18,31 ± 4,82

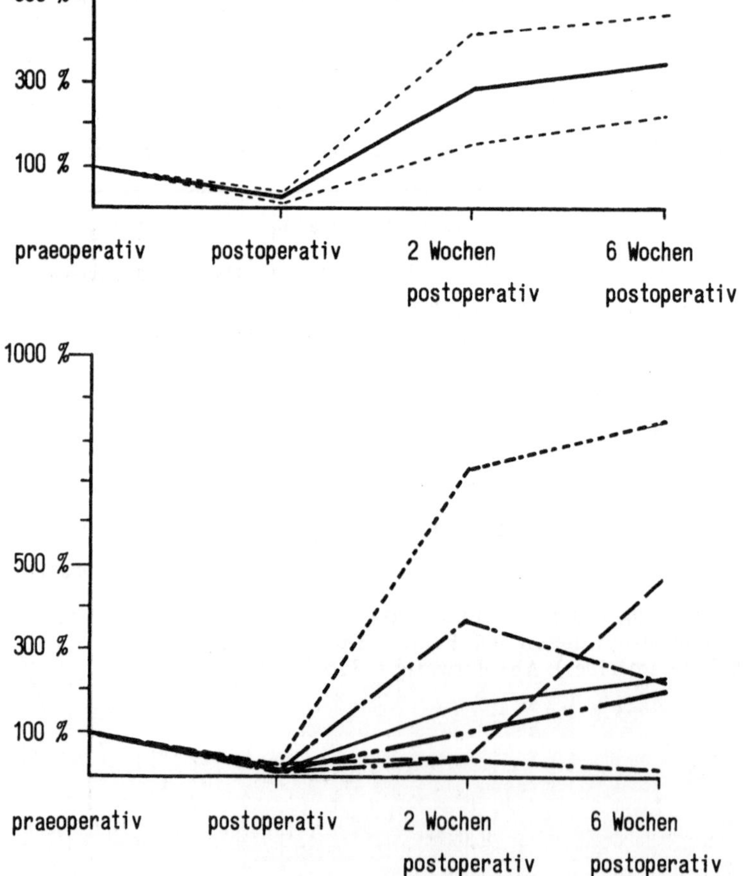

Abb. 51. Die relativen Durchblutungswerte der frei transplantierten Beckenkammspäne.
Die Zunahme der Durchblutungswerte nach 2 und 6 Wochen gegenüber dem postoperativen
Wert ist signifikant. Absolutwerte s. Tabelle 29. *Oben:* Mittelwerte ± Standardfehler.
Unten: Darstellung der Einzelwerte

Entnahme des Spanes lagen bei durchschnittlich 6,84 ml/100 g · min. Die postoperativen Werte gingen gegen 0. Es liegt natürlich nicht an einer „Restdurchblutung" des soeben frei transplantierten Spanes, daß die Werte nicht völlig auf 0 zurückgingen. Der Grund ist einmal in einer Hämatombildung zu suchen, die während der postoperativen Messung stattfand, eine gewisse Anzahl von microspheres, die bei der 2. Messung injiziert werden, können in das sich zu diesem Zeitpunkt ausbildende Hämatom gelangen. Sie werden von dort nicht abtransportiert, sondern bei der Organisation des Hämatoms miteingebaut. Zum anderen liegt es an der immer vorhandenen background-Strahlung und der Compton Streuung, daß eine geringe Restaktivität gemessen wird.

2 Wochen postoperativ lagen die Durchschnittswerte bereits doppelt so hoch wie die Ausgangswerte und nach 6 Wochen betrugen sie durchschnittlich das 3fache. Betrachtet man die Einzelwerte, so zeigt sich, daß nach 2 Wochen von 5 Spänen — bei einem Versuch mußte diese Messung wegen höherer Gewalt ausfallen — bei 3 Spänen bereits Durchblutungswerte nachweisbar waren, die um das 2—6fache höher lagen als die Ausgangswerte. Bei 2 Spänen war keine wesentliche Durchblutung nachweisbar. Nach 6 Wochen wiesen 5 oder 6 Späne eine deutliche Vermehrung der Durchblutung auf, bei 3 Spänen das 2—3-fache des Ausgangswertes, bei einem Span das 5fache und bei einem Span das 8fache. Lediglich bei einem Span war keine wesentliche Durchblutung nachweisbar. Wir haben keine klinische Erklärung dafür, daß dieser Span nicht wesentlich durchblutet war, klinisch war die Fraktur fest verheilt.

Auffallend war nur, daß bei diesem Versuchstier die Durchblutungswerte für alle Knochenproben relativ niedrig lagen und das Maximum meist bei der dritten Messung nach 14 Tagen lag. Signifikant sind diese Veränderungen der Durchblutungswerte zwischen der 1. und der 4. Messung sowie zwischen der 2. und der 3. zwischen der 2. und der 4. Messung.

Erstmalig wurden die Durchblutungsverhältnisse an einem frei transplantierten cortico-spongiösen Beckenkammspan untersucht, Veröffentlichungen über flow-Messungen an einem Knochenspan liegen bis jetzt noch nicht vor. 3 der 5 Späne wiesen bereits 2 Wochen nach der Transplantation flow-Werte auf, die deutlich höher lagen als die Ausgangswerte. 6 Wochen postoperativ wiesen 5 oder 6 transplantierte Späne Durchblutungswerte auf, die die präoperativen Werte bis um das 8fache überstiegen.

5. 4. 4 Mischpräparate

Die Durchblutungswerte für den Femurkopf verhalten sich nach den Plattenosteosynthesen ähnlich wie nach der Marknagelosteosynthese. Direkt postoperativ kommt es zu einem leichten Abfall der Durchblutungswerte. Nach 2 Wochen war es zu einem Anstieg der Werte auf das 1,5fache des Ausgangswertes gekommen. Die Werte nach 6 Wochen lagen noch einmal geringfügig höher, signifikant waren diese Unterschiede nicht (Tabelle 30; Abb. 52). Der Anstieg der Durchblutungswerte war also insgesamt weniger stark ausgeprägt als nach der Marknagelosteosynthse. Unterschiede zwischen operierter Seite und dem gegenseitigen Lauf gab es keine.

Bei den Tali fand sich beiderseits zunächst ein Abfall der Durchblutungswerte, der nach 2 Wochen am stärksten war. Danach stiegen die Durchblutungswerte wieder an, um nach 6 Wochen wieder die Ausgangswerte zu erreichen. Diese Veränderungen waren wie beim Femurkopf seitengleich. Insgesamt kam es dabei zu keiner Steigerung der Durchblutung wie nach der Marknagelosteosynthese, nach der die Werte nach 6 Wochen das 6fache des Ausgangswertes erreichten, signifikant waren diese Unterschiede wie beim Femurkopf ebenfalls nicht (Tabelle 31; Abb. 52). Sowohl beim Femurkopf als auch beim Talus gab es keine Meßwerte, die wesentlich von den Mittelwerten abwichen. Die Veränderungen waren bei allen Tieren etwa gleich.

Tabelle 30. Veränderungen der Durchblutung des Femurkopfes nach Plattenosteosynthesen am Femur etwa in Schaftmitte, gemessen in ml/100 g · min (Mittelwerte ± Standardfehler)

	Ausgangswert	postoperativ	2 Wo. postop.	6 Wo. postop.
Femurkopf (operierter Lauf)	8,56 ± 1,67	5,79 ± 0,98	11,63 ± 3,27	13,81 ± 3,20
Femurkopf (Gegenseite)	8,95 ± 2,06	5,37 ± 0,44	11,11 ± 2,79	12,83 ± 2,94

Tabelle 31. Veränderungen der Durchblutung des Talus nach Plattenosteosynthese am Femur etwa in Schaftmitte, gemessen in ml/100 g · min (Mittelwerte ± Standardfehler)

	Ausgangswert	postoperativ	2 Wo. postop.	6 Wo. postop.
Talus (operierter Lauf)	2,29 ± 0,62	0,84 ± 0,13	0,76 ± 0,26	2,69 ± 0,82
Talus (Gegenseite)	1,89 ± 0,45	0,91 ± 0,21	0,67 ± 0,13	2,25 ± 0,44

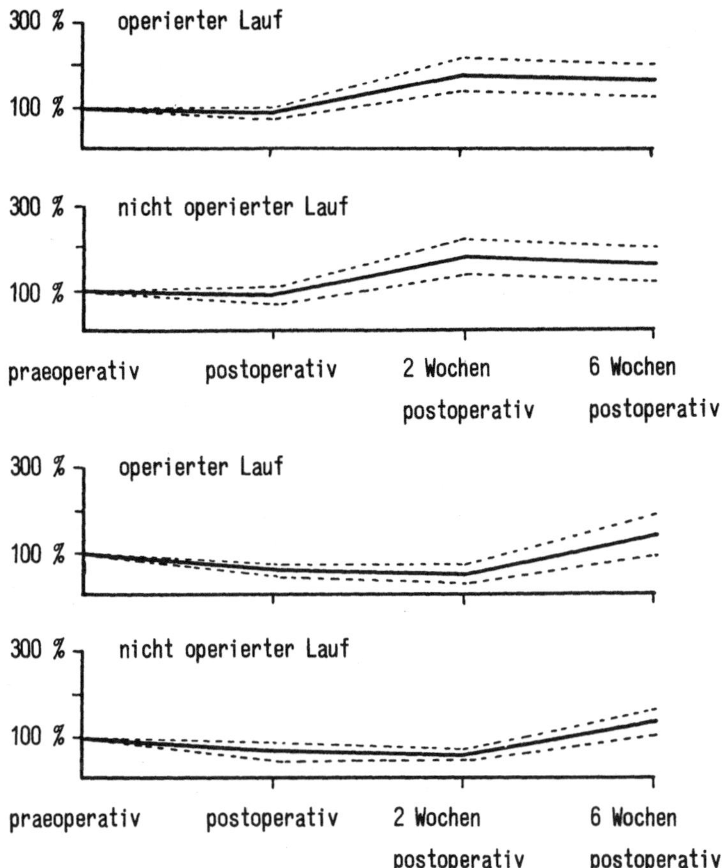

Abb. 52. Die relativen Veränderungen der Durchblutungswerte von Femurkopf (*oben*) und Talus (*unten*). Die Veränderungen sind insgesamt nur gering ausgeprägt und nicht signifikant. Absolutwerte s. Tabelle 30 und 31. (Mittelwerte ± Standardfehler)

Die Veränderungen der Durchblutungswerte bei den Mischpräparaten Femurkopf und Talus nach Plattenosteosynthesen am Femur sind nur gering ausgeprägt. Am Femurkopf kommt es beiderseits zu einem leichten Anstieg und am Talus beiderseits zu einem vorübergehenden Abfall der Durchblutungswerte.

6 Diskussion

Bei unseren Untersuchungen hat sich die „tracer-microspheres" Methode als geeignet erwiesen, die Durchblutungsverhältnisse am Knochen näher zu untersuchen. Die Schwierigkeiten bei den Untersuchungen lagen in den starken Schwankungen der Durchblutungswerte, die wir von Tier zu Tier beobachteten und die Beseitigung der radioaktiven Kadaver, da es sich bei den von uns verwendeten Radionukliden um Gamma-Strahler mit langen Halbzeitwerten handelte.

Wir selbst arbeiten seit 1977 daran, die Knochendurchblutung unter normalen und unter pathologischen Bedingungen mit der „tracer-microspheres" Methode zu bestimmen und konnten 1978 die Methode beschreiben und erste Ergebnisse veröffentlichen [61]. Seither haben wir die Methode der Messung und den Versuchsaufbau in den Grundprinzipien nicht mehr verändern müssen, da wir auf diese Weise gute verwertbare Ergebnisse erhielten.

Vor 1978 gab es kaum Veröffentlichungen, die sich mit der Messung der Knochendurchblutung mit der „tracer-microspheres" Methode beschäftigten [66]. Seit 1978 erschienen im deutschen und im internationalen Schrifttum zunehmend Arbeiten, die diese Methode zur Messung der Knochendurchblutung anwenden und sich mit ihr kritisch auseinandersetzen [29, 38, 51, 66, 74, 75, 76]. Die in diesen Arbeiten veröffentlichten Ergebnisse bestätigen, soweit sie an vergleichbaren Versuchstieren erarbeitet wurden, unsere Versuchsergebnisse [51, 74, 75, 76]. Die wenigsten Untersucher waren aber bis jetzt in der Lage, Ergebnisse nach Langzeituntersuchungen zur Frage Durchblutungsverhältnisse während der Knochenbruchheilung vorzulegen. Über flow-Messungen an frei transplantierten Knochenspänen liegen bis jetzt keine Veröffentlichungen vor.

Kritisch beleuchtet wurde die Methode hinsichtlich ihrer Zuverlässigkeit bei der Messung der Knochendurchblutung insbesondere von Tothill [103, 104]. Diese Versuche wurden aber an Ratten und Kaninchen vorgenommen, bei denen die Vergleichbarkeit des Knochenaufbaues und der Gefäßversorgung des Knochens mit den menschlichen Knochen weniger gut gegeben ist als beim Schäferhund. Tothill kritisierte insbesondere, daß die mit der „tracer-microspheres" Methode gewonnenen Ergebnisse nicht mit den Werten übereinstimmen, die er mit Hilfe von Clearance-Untersuchungen mit J^{31} und Sr^{85} gewonnen hatte. Er vermutete, daß ein Teil der microspheres bereits vor dem Knochen embolisiert, er verwendete allerdings auch größere TM als wir mit einem Durchmesser von 15 μ. Er benutzte auch nicht das von uns verwendete „Reference-sample"-Verfahren zur Berechnung der Ergebnisse, sondern berechnete die Ergebnisse über das Herzminutenvolumen. Diese Methode ist aber mit größeren Fehlermöglichkeiten behaftet. Andere Untersucher fanden rechts–links Unterschiede bei der Messung der Knochendurchblutung mit TM. Nach den Ergebnissen, die wir mit unserer Versuchsanordnung gewinnen konnten, können wir dies nicht bestätigen. Bei den Kurzzeituntersuchungen konnten wir keine Seitenunterschiede feststellen, bei den Langzeitversuchen, bei denen wir Seitenunterschiede in den „präoperativen" Durchblutungswerten fanden, handelte es sich sicher um eine Folge des während der Frakturheilung erhöhten Stoffwechselumsatzes und des Kalkverlustes des Knochens. Die microspheres wurden zwar „präoperativ" injiziert, die Knochen wurden aber erst nach Abschluß des Versuches entnommen, aufgearbeitet, gewogen und die Radioaktivität bestimmt.

Von mehreren Untersuchern wurden TM in der Größe von 15 μ benutzt, um die Knochendurchblutung zu bestimmen. Die Verwendung dieser 15 μ großen TM wurde damit begründet, daß die TM kleiner sind als 10 μ im ersten Umlauf nicht vollständig embolisieren [75, 76, 92, 93]. Schaper [87] konnte in seinen Untersuchungen nachweisen, daß die TM der von uns verwendeten Größe bei einem Capillardurchmesser von 7–8 μ im ersten Umlauf praktisch vollständig embolisieren. Branemark [6] hatte bei seinen Untersuchungen bestätigt, daß die Capillaren in den Haverschen Kanälen diesen Durchmesser besitzen und nicht größer sind. Sicher gibt es auch im Knochen Shuntvolumina, die größere Gefäße passieren, diese Volumina und die in ihnen befindlichen Erythrocyten nehmen aber auch nicht am Austausch von Sauerstoff und Kohlendioxyd teil, der sich in den Capillaren vollzieht, in denen es zu einem innigen Kontakt der Erythrocyten mit der Capillarwand kommen kann und in denen die Fließgeschwindigkeit gering ist, so daß genügend Zeit für den Gasaustausch zur Verfügung steht. Diese Fließgeschwindigkeit beträgt in den Arteriolen mit 10 μ Durchmesser ca. 1–1,5 mm/sec und in den Capillaren mit 8 μ Durchmesser ca. 0,5 mm/sec (Branemark [6]). Es handelt sich also bei diesen Shuntvolumina nicht um eine echte Durchblutung des Gewebes, diese Shuntvolumina wurden bei der von uns gewählten Versuchsanordnung mit Partikelgrößen von 8–10 μ nicht mitgemessen.

Die von uns erarbeiteten Werte über die Normaldurchblutung der Knochen bestätigen die richtige Größenordnung der Werte, die auch von anderen Untersuchungsgruppen mit dieser [51, 74, 75, 76] oder mit anderen Methoden erarbeitet werden konnten.

Branemark [6] hatte bereits 1959 mit Hilfe der Intravitalmikroskopie die Fließgeschwindigkeit der Erythrocyten in den Gefäßen bestimmt und daraus die Größe der Durchblutung berechnet. Bei Kaninchen als Versuchstiere kam er auf 2,6 ml/100 g · min für die Corticalis und auf 13 ml/100 g · min für die Spongiosa. Ähnliche Ergebnisse erarbeiteten Copp [14], Shim [105], Kane [49] und andere [77]. Diese Arbeitsgruppen arbeiteten aber entweder mit knochensuchenden Radioisotopen oder mit Clearance-Methoden, die es nicht mehr gestatteten Corticalis und Spongiosa voneinander zu trennen oder einzelne Knochensegmente getrennt zu untersuchen. Umfangreiche Aufstellungen über diese Methoden und die mit ihnen gewonnenen Ergebnisse finden sich bei Brookes [9], Kane [48], Shim und bei Veal [106].

Es zeigt sich aber auch die Überlegenheit der „tracer-microspheres" Methode, die es gestattet, die einzelnen Bestandteile der Knochen zu untersuchen, wie z.B. die Corticalis und die Spongiosa, oder kleine Knochen wie den Talus oder die Aufarbeitung des Corticalisrohres in einzelne Segmente, wir haben 2 cm Segmente gewählt oder die Differenzierung des Plattenlagers von der übrigen Corticalis. Ein weiterer Vorteil liegt darin, daß die interessierenden Knochen und deren Gefäße zur Messung der Durchblutung nicht freigelegt werden müssen und die Durchblutung dadurch nicht beeinträchtigt wird. Außerdem sind mehrere zeitlich getrennte Messungen unter verschiedenen Bedingungen möglich, wir konnten daher Verlaufskontrollen der Durchblutungswerte durchführen, wie sie mit den bisher angewendeten Methoden nicht durchführbar waren.

Die Werte für die Normaldurchblutung der Knochen der hinteren Extremität zeigen deutlich den Unterschied zwischen Corticalis und Spongiosa, die ca. 8–10fach stärker durchblutet wird als die benachbarte Corticalis. Deutlich auch die geringeren Durchblutungswerte für die weiter peripher gelegenen Knochen, wobei innerhalb eines Knochens die Durchblutungswerte von zentral nach peripher weitgehend konstant sind. Im Bereich des Corticalisrohres kommt es nur zu einem geringen Abfall der Durchblutungswerte von zentral nach peripher im distalen Drittel des Femurs und der Tibia. Lediglich bei der Tibia ist ein Unterschied zwischen der Spongiosa des Tibiakopfes und der Spongiosa der distalen Tibia vorhanden. Dieser Unterschied wurde bereits bei der Aufarbeitung der Knochen erkennbar. Die Spongiosa des Tibiakopfes war als Zeichen der guten Durchblutung rot und diejenige aus dem distalen Tibiaende war gelb oder weiß. Auffallend sind die geringen Durchblutungswerte für den Talus. Obwohl es sich hier um einen überwiegend spongiösen Knochen handelt, liegen die Durchblutungswerte für den Talus in der Größenordnung der Femurschaftcorticalis. Die niedrigen Durchblutungswerte für die Spongiosa der distalen Tibia und für den Talus erklären die langen Frakturheilungszeiten dieser Knochen.

Der Abfall der Durchblutungswerte nach Ausbohren der Markhöhle bzw. nach Deperiostierung des gesamten Schaftes der Tibia bestätigt, daß die Gefäßverteilung in der Corticalis der langen Röhrenknochen auch der Blutversorgung entspricht. Nach zahlreichen angiographischen Untersuchungen [4, 10, 16, 26, 68, 82, 96, 97, 105] werden die inneren 2/3 des Corticalisrohres durch das medulläre Gefäßsystem versorgt und nur das äußere Drittel durch das periostale Gefäßsystem. Nach Ausbohren der Corticalis sanken die Durchblutungswerte dem entsprechend auch um ca. 65% ab, während sie nach der vollständigen Deperiostierung lediglich um ca. 30% absanken. Damit kann natürlich noch keine Aussage darüber gemacht werden, ob es nach einer gewissen Zeit, z.B. nach einer Marknagelung zu einer Umkehr des Blutstromes in zentripedale Richtung kommen kann [17, 78]. Da wir bei der Deperiostierung den gesamten Schaft der Tibia vom Periost befreiten, wurde zwangsläufig auch das nutritive Gefäß an seiner Eintrittsstelle in den Knochen am Foramen nutritium mit zerstört. Da die Durchblutungswerte trotzdem um nicht mehr als ca. 30% absanken, muß man davon ausgehen, daß die Blutversorgung des Knochens über die epi- und metaphysären Gefäßsysteme und die Anastomosen mit dem medullären Gefäßsystem aufrecht erhalten wird. Wie leistungsfähig dieser Weg der Versorgung des Knochens mit Blut ist, zeigt sich auch daran, daß nach kurzer Zeit, in der eine Querosteotomie in der Mitte des Tibiaschaftes gesetzt wurde, die Durchblutung des Corticalisrohres proximal der Osteotomie wieder anstieg und die Ausgangswerte nach kurzer Zeit wieder nahezu erreichte.

Der Abfall der Durchblutungswerte am Talus kommt unseres Erachtens durch Gefäßspasmen zustande [15, 21]. Ebenso sehen wir im Rückgang der Durchblutungswerte nach Osteotomien im proximalen Fragment den Effekt solcher Gefäßspasmen, die sich nach kurzer Zeit wieder auflösen.

Es überrascht natürlich nicht, daß das distale Fragment nach einer in Schaftmitte gesetzten Osteotomie in seiner Durchblutung stärker beeinträchtigt ist als das proximale Fragment, da bei der Osteotomie die zentralen Markraumgefäße mit unterbrochen wurden, die nach angiographischen Befunden am Femur und an der Tibia etwa an der proximalen Drittelgrenze in den Knochen eintreten [65] und nach diesen Osteotomien den proximalen Anteil des Knochens weiter versorgen können. Das stärkere Absinken der Durchblutung nach einer Schrägosteotomie als nach einer Querosteotomie liegt an der ausgedehnten Freilegung des Knochens, wie sie für die Durchführung der Schrägosteotomie erforderlich ist. Da die Schrägosteotomien allerdings unterschiedlich ausfielen, war die Streubreite der Durchblutungswerte groß, und für den Rückgang der Werte ließ sich keine Signifikanz errechnen.

Während bei der Anlage der Schrägosteotomie eine größere Freilegung des Knochens erforderlich war und diese Durchblutung stärker beeinträchtigte als eine Querosteotomie, verhält es sich bei den Osteosynthesen umgekehrt. Für die bloße Schraubenosteosynthese, mit der wir die Schrägosteotomie versorgten, war keine weitere Freilegung des Knochens erforderlich und sie führte zu keiner weiteren Beeinträchtigung der Durchblutung, während die Plattenosteosynthesen, mit denen wir die Querosteotomien versorgten, zu einem erheblichen weiteren Abfall der Durchblutungswerte führten. Auch hier muß man die Freilegung des Knochens und Manipulationen bei der Reposition dafür verantwortlich machen. Die Beeinträchtigung der Durchblutung durch die Manipulationen am Knochen und der damit verbundenen Beschädigung des Periostes ist hier deswegen so schwerwiegend, weil die medulläre Blutversorgung durch die Osteotomie bereits beeinträchtigt wurde, ähnlich dem Ausbohren der Markhöhle und zusätzlicher Deperiostierung. Dabei wird das Plattenlager selbst in seiner Durchblutung nicht stärker geschädigt als die übrige Corticalis in diesem Bereich auch. Die Corticalis unter der Platte wird also weiterhin vom medullären Gefäßsystem versorgt. Dieses zeigen auch die später durchgeführten Langzeituntersuchungen, bei denen wir Plattenosteosynthesen durchgeführt haben. Auch bei diesen Versuchen unterschied sich die Durchblutung des Plattenlagers kaum von der der übrigen Corticalis in diesem Bereich. Das beinhaltet natürlich nicht, daß nicht ein schmaler, äußerer Saum der Corticalis unter Platte ischämisch sein kann. Aber auch Klapp [53] beschreibt, wie bei einer stabilen Osteosynthese die Corticalis unter der Platte in ganzer Breite von medullären Gefäßen durchdrungen wird, die in das schmale, noch erhaltene Periost ziehen und im Bereich der Schraubenlöcher münden. Schweiberer fand bei seinen Untersuchungen, daß nach Zerstörung des Periostes das medulläre Gefäßsystem die Durchblutung der gesamten Corticalis übernimmt [96, 97]. Jacobs [46] konnte in seinen Untersuchungen mit Hilfe der Intravitalfärbung nachweisen, daß die Fläche unter einer DC-Platte, je nach Kraft, mit der die Platten angepreßt wurden, nur zu ca. 2,5% bis 5% ischämisch war, bis zu maximal 1/3 der Corticalisdecke.

Die Veränderungen der Durchblutungswerte für die Tali und die Femurköpfe in allen Versuchsserien zeigen, daß die Reaktionen auf die durchgeführten Manipulationen sich nicht auf die betroffenen Knochen beschränken. Akut kommt es zu Gefäßspasmen, insbesondere in der Peripherie. Langfristig kommt es zu einer Hyperämie im gesamten Skelettsystem, am stärksten ausgeprägt natürlich an der betroffenen Extremität und dort an den Knochen, an denen die Manipulationen durchgeführt wurden. Diese Hyperämie wird gesteuert durch vasomotorische Nerven, deren Existenz bereits Drinker [21, 22] 1916 nachweisen konnte. In der folgenden Zeit gerlang es noch zahlreichen anderen Untersuchern zu zeigen, daß die Durchblutung des Skelettsystemes einer vasomotorischen Steuerung unterliegt [15, 55, 72]. Rhinelander [82] fand bei seinen Untersuchungen, daß es beim Hund während der Frakturheilung eines frakturierten Vorderlaufes am gegenseitigen Vorderlauf zu einer erheblichen Vermehrung der angiographisch nachweisbaren Gefäße kommt. Diese Befunde stimmen mit unseren Ergebnissen überein, die wir in den Langzeituntersuchungen gewinnen konnten. Während der Frakturheilung kam es zu einer deutlich vermehrten Durchblutung in den übrigen nicht verletzten und von uns untersuchten Knochen, insbesondere nach der Marknagelung, weniger nach den Plattenosteosynthesen. Rhinelander spricht hier von einem Ruhepotential der Knochendurchblutung, welches bei Bedarf aktiviert werden kann.

In den weiteren Untersuchungsserien haben wir die Osteotomien und Osteosynthesen am Femur durchgeführt, da dieser die höheren Durchblutungswerte aufweist als die Tibia und damit auch die Genauigkeit der Methode größer ist [14, 34, 35], die abhängt von der Zahl der microspheres in den einzelnen Gewebeproben. Weiterhin waren wegen der besseren Weichteildeckung am Femur bei den Langzeitversuchen weniger Infektionen zu befürchten als an der Tibia.

Die von uns durchgeführten Langzeituntersuchungen haben eindeutig gezeigt, daß es nach den Osteotomien und Osteosynthesen zu erheblichen Rückwirkungen auf das gesamte Skelettsystem kommt. Dabei gibt es Unterschiede zwischen der Marknagelosteosynthese und der Plattenosteosynthese. Die Umbauvorgänge in der Corticalis nach den Osteotomien und Osteosynthesen sind erwartungsgemäß im Bereich des Plattenlagers am deutlichsten ausgeprägt. Als Zeichen für diese Umbauvorgänge werteten wir die unterschiedlichen Durchblutungswerte der präoperativen Messung zwischen operierter und nicht operierter Seite. Nach 6wöchiger Versuchsdauer lagen die Werte für den operierten Lauf sämtlich höher als für den gegenseitigen Lauf. Dieser Effekt der Entkalkung des Knochens, der während der 6wöchigen Versuchsdauer zu beobachten war, war im Bereich des Plattenlagers am deutlichsten ausgeprägt. Diese Befunde stimmen mit der bekannten Tatsache überein, daß sich unter einer Platte eine unerwünschte Osteoporose ausbildet. Bei der Femurschaftcorticalis, unter Ausschluß des Plattenlagers, waren diese Umbauvorgänge nach der Marknagelosteosynthese und nach der Plattenosteosynthese etwa gleich stark ausgeprägt. Bei den Tibiae war dieser Effekt nicht zu beobachten, hier waren die präoperativen Werte beider Seiten sowohl nach der Marknagelung als auch nach der Plattenosteosynthese etwa gleich. Anders verhielten sich die Tali. Nach den Plattenosteosynthesen gab es nur minimale Unterschiede zwischen operiertenm und nicht operiertem Lauf, während nach der Marknagelosteosynthese deutliche Unterschiede in den präoperativen Werten zwischen operierter Seite und der Gegenseite erkennbar wurden.

Die Rückwirkungen nach der Marknagelosteosynthese auf das „Organ" Knochen sind stärker als anch der Plattenosteosynthese. Man muß aber berücksichtigen, daß es sich bei den durchgeführten Marknagelungen nicht um stabile Osteosynthesen gehandelt hat und die Instabilität sich sicher auf das Verhalten der Durchblutungswerte und auf die Umbauvorgänge in der Corticalis auswirkt, während es sich bei den Plattenosteosynthesen um stabile Osteosynthesen gehandelt hat.

Betrachtet man das Verhalten der Durchblutungswerte der einzelnen Knochen während der Frakturheilung, so werden auch hier Unterschiede zwischen der Marknagelung und der Plattenosteosynthese deutlich.

Bei der Spongiosa der Femora sind diese Unterschiede noch am geringsten ausgeprägt. Im Bereich der proximalen und der distalen Spongiosa der Femora kommt es sowohl auf der operierten Seite als auch auf der Gegenseite nach der Marknagelosteosynthese und nach der Plattenosteosynthese nach 2 Wochen zu einem deutlichen Ansteigen der Durchblutungswerte. Nach 6 Wochen haben sich die Durchblutungswerte nach der Marknagelosteosynthese weitgehend normalisiert, während sie nach der Plattenosteosynthese noch hoch bleiben.

Anders verhält sich die Spongiosa der Tibiae. Im Bereich der proximalen Tibiaspongiosa ist der Anstieg der Durchblutung nach der Plattenosteosynthese geringer ausgeprägt als nach der Marknagelosteosynthese. Bei der distalen Tibiaspongiosa kommt es nach der Plattenosteosynthese zu keinen wesentlichen Veränderungen der Durchblutungswerte, im

Gegensatz zur Marknagelosteosynthese, nach der es nach 2 und nach 6 Wochen zu einem wesentlichen Anstieg der Durchblutungswerte kommt.

Bei der Corticalis des operierten Femurschaftes kommt es nach der Marknagelung zu einem relativ stärkeren, aber später einsetzenden Anstieg der Durchblutungswerte als nach der Plattenosteosynthese. Der größte Anstieg erfolgt nach der Marknagelung erst nach 2 Wochen, die Unterschiede zwischen den einzelnen hier untersuchten Segmenten sind dabei gering. Nach der Plattenosteosynthese erfolgte der größte Anstieg der Werte innerhalb der ersten 14 Tage. In den osteotomienahen Abschnitten war dieser Anstieg deutlich stärker als in den osteotomiefernen Abschnitten. Das Plattenlager unterschied sich in seinen Reaktionen dabei kaum von der übrigen Corticalis.

Deutlicher werden die Unterschiede zwischen der Marknagelung und der Plattenosteosynthese bei Betrachtung der anderen, nicht operierten langen Röhrenknochen.

Untersucht wurden die beiden Tibiae, der Femur des gegenseitigen Laufes und in der Versuchsserie mit den Plattenosteosynthesen von einem Humerus die Schaftcorticalis. Bei der Corticalis aller untersuchten Knochen kam es nach der Marknagelosteosynthese zu einem deutlichen Anstieg der Durchblutungswerte auf das 2–3fache des Ausgangswertes. Bei den untersuchten Knochen nach der Plattenosteosynthese war diese Steigerung nicht nachweisbar.

Insgesamt kommt es nach der Marknagelosteosynthese bezüglich der Durchblutung der Knochen zu wesentlich größeren Rückwirkungen auf das gesamte Skelettsystem. Über eine endogene Steuerung [21, 72, 52, 82] kommt es zu einer deutlich vermehrten Durchblutung auch in den Knochen der anderen, nicht operierten Extremität. Da der Marknagel die Markhöhle nicht vollständig ausfüllte, konnte sich die medulläre Durchblutung des Corticalisrohres nach kurzer Zeit trotz der Marknagelung soweit wieder herstellen, daß bereits nach 14 Tagen die Durchblutungswerte des operierten Femurs deutlich über den Ausgangswerten lagen. Nach den stabilen Plattenosteosynthsen waren die Veränderungen der Durchblutungswerte wesentlich geringer, vor allem an den nicht operierten Knochen kam es zu keinen Veränderungen der Durchblutungswerte. Dieses gilt nicht nur für die Corticalis, auch im Bereich der Spongiosa oder spongiöser Knochen wie dem Talus oder dem Femurkopf sind die Veränderungen der Durchblutung nach Plattenosteosynthesen geringer ausgeprägt als nach Marknagelosteosynthesen.

Der Versuch, Substanzdefekte am Knochen durch eine Knochenverpflanzung aufzufüllen, ist so alt wie die Chirurgie am knöchernen Skelett selbst. Axhausen [1] veröffentlichte 1908 eine Arbeit, in der der damalige Stand der Knochentransplantationen dargelegt wurde. Auch damals schon ging der Streit der Meinungen darüber, ob das transplantierte Knochenmaterial abstirbt oder ob die Vitalität des frisch transplantierten Materiales erhalten bleibt, ob man frisch entnommenes Material transplantieren soll oder ob man mit maceriertem Knochen gleiche Resultate erzielen kann und ob man das Periost vom Transplantat entfernen soll oder nicht. Lexer [63] verwendete massive Corticalisspäne zur Defektüberbrückung, um eine bessere mechanische Stabilität zu erzielen. Er war aber mit den damals zur Verfügung stehenden Mitteln nicht in der Lage, das Transplantat stabil zu fixieren. Heute wissen wir, daß ein stabiles Transplantatlager und die mechanische Ruhe wichtige Voraussetzungen für eine schnelle Vascularisierung des Transplantates sind [2, 13, 23, 45, 88, 94].

Matti [71] konnte 1931 zeigen, daß die autologe Spongiosaplastik wegen ihrer, allen anderen Transplantaten überlegenen, osteogenetischen Potenz die günstigste Form der

Knochentransplantation darstellt. Diese Erkenntnisse von Matti sind auch heute noch gültig, sie wurden inzwischen von vielen anderen Untersuchern bestätigt [5, 13, 25, 36, 39, 67, 81, 86, 94, 95]. Trotzdem konnte sich diese Form der Knochentransplantation erst ca. 30 Jahre später durchsetzen, als durch moderne Osteosyntheseverfahren ein stabiles Transplantatlager geschaffen werden konnte und die Transplantate selbst stabil fixiert werden konnten. Nur unter den Bedingungen der mechanischen Ruhe kann das frisch transplantierte Knochenmaterial seine volle osteogenetische Potenz entfalten. In anderen Untersuchungen wurde der Versuch unternommen, die Regenerationsfähigkeit von noch offenen Epiphysenfugen auszunutzen und durch Transplantation derselben Spontanfrakturen in bestehenden Knochencysten zur Ausheilung zu bringen [25]. Es wurde auch der Versuch unternommen, durch Kompression der Spongiosa eine Verdichtung des osteogenetischen Materiales zu erzielen, um die transplantierte Menge zu erhöhen und so eine Intensivierung der Knochenumbaurate zu erreichen [13, 112].

Weitgehend entschieden ist heute auch, von wo aus die Revascularisation des transplantierten Knochens erfolgt. Die hauptsächliche Revascularisation des Transplantates erfolgt bereits nach wenigen Tagen vom Markraum des Transplantatlagers her. Erst später kommt es zum Anschluß an das periostale Gefäßsystem und noch später beginnt der Anschluß des Transplantates an die zarten Gefäße der Haverschen Kanäle im Corticalislager [62, 86, 112, 115]. Wir konnten bei unseren Untersuchungen zeigen, bei denen ein cortico-spongiöser Span über der Osteotomie fest angeschraubt wurde, daß die Transplantate bereits nach 14 Tagen in der Mehrzahl Durchblutungswerte aufwiesen, die 2–3fach höher lagen als die Ausgangswerte. Es kommt also bei stabil fixierten Transplantaten zu einem frühen Gefäßanschluß des transplantierten Knochens an das Gefäßsystem des Transplantatlagers. Aus diesen Untersuchungen läßt sich allerdings nicht ableiten, von wo die Revascularisation erfolgt. Unter den Bedingungen der mechanischen Ruhe kommt es aber auch bei den cortico-spongiösen Beckenkammspänen zu einer schnellen Revascularisation des Spanes.

7 Zusammenfassung

In 5 Versuchsserien wurden bei insgesamt 39 Schäferhundbastarden als Versuchstiere die Durchblutung der Knochen der hinteren Extremität mit der „tracer-microspheres" Methode in ml/100 g · min gemessen. Mit Hilfe dieser Methode war es möglich, an einem Versuchstier mehrere Messungen zu unterschiedlichen Zeitpunkten und nach unterschiedlichen Manipulationen durchzuführen.

Nach Festlegung der Methode wurden zunächst die Werte für die Normaldurchblutung der Knochen bestimmt. Es fand sich ein Abfall der Durchblutungswerte von zentral nach peripher. Die Werte für die Spongiosa lagen ca. 8—10fach höher als die der benachbarten Corticalis. Nach Manipulationen am Knochen kam es zu unterschiedlichen Reaktionen der Durchblutungswerte. Nach Ausbohren der Markhöhle langer Röhrenknochen war der Abfall der Durchblutungswerte wesentlich stärker als nach der Deperiostierung des Schaftes. Nach Osteotomien und Osteosynthesen kam es zwar initial zu einem Abfall der Durchblutungswerte, aber bereits nach 14 Tagen lagen die Werte deutlich über den Ausgangswerten. Dabei fanden sich nach den Plattenosteosynthesen für das Plattenlager annähernd die gleichen Werte wie für die übrige Corticalis. Im Gegensatz zu den Plattenosteosynthesen kam es nach den Marknagelosteosynthesen zu einer deutlichen Mitreaktion des übrigen Skelettsystemes, die sich in einer Steigerung der Durchblutung auch der nicht operierten Knochen bemerkbar machte. Frei transplantierte cortico-spongiöse Beckenkammspäne zeigten bereits nach 14 Tagen in der Mehrzahl Durchblutungswerte, die höher lagen als die Ausgangswerte.

8 Danksagungen

Herrn Prof. Dr. H. Ecke danke ich für die Unterstützung bei der Arbeit, für die zahlreichen Hinweise und für die Freistellungen von der klinischen Arbeit während der Durchführung der Experimente.

Herrn Prof. Dr. Schaper danke ich für die großzügige Hilfe und für die Bereitstellung des Arbeitsplatzes, nur dadurch wurde die Durchführung der Experimente und deren Auswertung möglich.

Herrn Dr. med. Kraus danke ich für die Anregungen, die er mir bei der Durchführung der Arbeit gegeben hat.

Herrn Dr. med. Faupel und Herrn Dr. Winkler danke ich für die hilfreiche Unterstützung bei der Durchführung der Experimente und bei deren Auswertung.

Herrn Stemmler danke ich für die Hilfe bei der rechnerischen Auswertung der Ergebnisse.

Herrn Möbs danke ich für die vorbildliche Betreuung der Versuchstiere.

9 Literatur

 1. Axhausen G (1908) Histologische Untersuchungen über Knochentransplantationen am Menschen. Dtsch Zschr Chir 91:388–428
 2. Axhausen W (1969) Die Behandlung der verzögerten und der ausgebliebenen Knochenbruchheilung mit der freien Knochenverpflanzung. Langenbecks Arch Klin Chir 325:825–834
 3. Bartrum RJ, Berkowitz DM, Hollenberg NK (1974) A simple radioactive microsphere method for measuring regional flow and cardiac output. Invest Radiol Vol 9, 3:126–132
 4. Berg PA van de (1973) Zur Frage der Blutversorgung des Knochens nach Marknagelung und Verplattung. Brun's Beitr Klin Chir 220, 1:103–109
 5. Böhler N, Eschberger J, Grundschober F, Kuderna H, Plenk H, Redl H (1980) Die autologe Spongiosaplastik unter Anwendung des Fibrinklebers in verschiedenen Mischungsverhältnissen. In: Hefte Unfallheilkd 148. Springer, Berlin Heidelberg New York, S 800–804
 6. Branemark PI (1959) Vital microscopy of bone marrow in rabbit. Scand Clin Lab Invest 11, Suppl 38:0–32
 7. Brookes M (1967) Blood flow rates in compact and cancellous bone and bone marrow. J Anat 101:3, 533–541
 8. Brookes M (1970) Arteriolar blockade: A method of measuring blood flow rates in skeleton. J Anat 106, 3:557–563
 9. Brookes M (1974) Approaches to non-invasive blood flow measurement in bone. Biodemica Engeneering, August 1974
10. Brookes M (1971) The blood supply of bone. Butterworth, London
11. Brown-Grant K, Cumming JD (1962) A study of the capillary blood flow through bone marrow by the radioisotope depot clearance technique. J Physiol 162:21–29
12. Buckberg GD, Luck JC, Payne DB, Hoffmann JIE, Archie JP, Fixler DE (1971) Some sources of error in measuring regional blood flow with radioactive microspheres. J Appl Physiol Vol 31, 4:598–604
13. Burri C, Wolter D (1977) Das komprimierte autologe Spongiosatransplantat. Unfallheilkunde 80:169–175
14. Copp DH, Shim SS (1964) Quantitative studies of bone blood flow in dogs and rabbits. Bone Joint Surg B-46:781–782
15. Cumming JD (1962) A study of blood flow through bone marrow by a method of venous effluent collection. J Physiol 162:13–20
16. Dambe LT, Berg PA van de (1972) Vaskularisation der Tibia im Experiment nach stabiler extra- und intramedullärer Osteosynthese. Langenbecks Arch Chir (Suppl Chir Forum) p 31–34
17. Danckwardt-Lillieström G (1969) Reaming of the medullary cavity and its effect on diaphyseal bone. Acta Orthop Scand (Suppl) 128:130–144
18. Dax R (1916) Über die Beziehung der Zirkulationsstörungen zur Heilung von Frakturen der langen Röhrenknochen mit besonderer Berücksichtigung der Arteria nutritia. Beitr Klin Chir 104:313–341
19. Delkeskamp G (1906) Das Verhalten der Knochenarterien bei Knochenerkrankungen und Frakturen. Fortschr Röntgenstr 10:219–224
20. Domenech RJ, Hoffmann JIE, Noble MIM, Saunders KB, Henson JR, Subijanto S (1969) Total and regional coronary blood flow measured by radioactive microspheres in conscious and anaesthesized dogs. Circ Res Vil XXV:581–596

21. Drinker CK, Drinker K (1916) A method for maintaining an artificial circulation through the tibia of the dog with a demonstration of the vasomotor control of the marrow vessel. Am J Physiol 40:514–521
22. Drinker CK, Drinker K, Lund CC (1922) The circulation in the mammalian bone marrow. Am J Physiol 62:1–92
23. Düker J, Härle F, Niederdellmann H (1976) Beckentransplantat im Unterkiefer unter belastungsstabilen Verhältnissen im Tierexperiment. Fortschr Kiefer-Gesichtschir 20:21
24. Edholm OG, Howarth S, McMichael J (1954) Heart failure and bone flood flow in osteitis deformans. Clin Sci 5:249–260
25. Ecke H (1967) Die Transplantation der Epiphysenfuge. Vorträge aus der praktischen Chirurgie, 77. Heft. Enke, Stuttgart
26. Eitel F, Dambe LT (1972) Instabilität und Vaskularisation langer Röhrenknochen im Experiment. Langenbecks Arch Chir (Suppl Chir Forum), p 27–30
27. Eitel F, Schweiberer L (1980) Cortikale Revitalisierung nach Marknagelung an der Hundetibia. Unfallheilkunde 83:202–209
28. Eitel F, Seiler H, Schweiberer L (1981) Vergleichende morphologische Untersuchungen zur Übertragbarkeit tierexperiementeller Ergebnisse auf den Regenerationsprozeß des menschlichen Röhrenknochens. I Untersuchungsmethoden. Unfallheilkunde 84:250–254
II Untersuchungsergebnisse. Unfallheilkunde 84:255–264
29. El Deeb M, Waite DW, Meyer MW (1981) Evaluation of local blood flow after total maxillary osteotomy. J Oral Surg 39:249–254
30. Enneking WF, Burchardt H, Puhl JJ, Piotrowsky G (1957) Physical and biological aspects of repair in dog cortical bone transplants. J Bone Joint Surg A 57:237–252
31. Feith R (1975) The vascularisation of diaphyseal cortical bone and the reactions to disturbed medullary circulation. Acta Orth Scand (Suppl) A 4:31–46
32. Fen Guo (1981) Observations of the blood supply to the fibula. Arch Orthop Traumat Surg 98:147–157
33. Flain STF, Morris ZQ, Kennedy THJ (1978) Dextran as a microsphere suspending agent: severe hypotensive effect in rat. Am Physiol Society 587–591
34. Flameng W, Winkler B, Wüsten B, Schaper W (1976) Minimum requirements for the measurement of regional myocardial flow using tracer microspheres. 9th Conference of the European Society for Microcirculation, Antwerpen
35. Flameng W (1976) Pathophysiologie der regionalen Myokarddurchblutung. Habilitationsschrift Gießen
36. Forgon M, Bornemisza G (1970) Über die Revaskularisierung eines auto- und homioplastischen Spongiosatransplantates im Tierversuch. Bruns Beitr Klin Chir 218, 3: 277–285
37. Forgon M, Boros T, Horvath A (1974) Experimentelle Untersuchungen über den Revaskularisationsprozeß des kreislaufgeschädigten Schenkelkopfes nach Schenkelhalsfraktur. Arch Orthop Unfallchir 79:269–279
38. Forsberg JO (1978) Transient blood flow reduction induced by intraarterial injection of degradable starch microspheres. Acta Chir Scand 144:275–281
39. Graf R (1959) Gefäßversorgung autoplastischer Spongiosatransplantate und ihre Bedeutung. Bruns' Beitr Klin Chir 198:390–400
40. Gunst MA, Suter C, Rahn BA (1979) Die Knochendurchblutung nach Plattenosteosynthese. Helv Chir Acta 46:171–175
41. Hales JRS (1973) Radioactive microspheres measurement of cardiac output and regional tissue blood flow in the sheep. Pfluegers Arch 344:119–132
42. Hales JRS, Cliff WJ (1977) Direct observations of the behaviour of microspheres in the microvasculature. Bibl Anat 15:87–91
43. Heymann MA, Payne BD, Hoffmann JIE, Rudolph AM (1977) Blood flow measurement with radionuclide – labeled practicles. Prog Cardiovasc Diss 20:55

44. Hoffmann JIE, Heymann MA, Rudolph AM, Payne BD (1977) Uses and abuses of the radioactive microsphere method of measuring regional blood flow. Bibl Anat 15: 20–23

45. Hofmann D, Hild P, Kunze K-G, Fritz KW (1979) Die freie Fibulatransplantation. Unfallchirurgie 5:36–41

46. Jacobs RR, Rahn BA, Perren SM (1981) Effect of plates on cortical bone perfusion. J Trauma 21, 2:91–95

47. Jungbluth KH, Schmittinger K (1971) Experimentelle Bestimmung der Knochendurchblutung mit Fluor [18]. Langenbecks Arch Chir 329:227–228

48. Kane WJ (1968) Fundamental concepts in bone blood flow studies. J Bone Joint Surg 50-A:801–811

49. Kane WJ, Grim E (1969) Blood flow to canine hind-limb bone, muscle and skin. J Bone Joint Surg 51-A, 2:309–321

50. Kelly PJ (1968) Anatomy, physiology and pathology of the blood supply of bones. J Bone Joint Surg 50-A, 4:766–779

51. Kaplan ML, Jeffcoat MK, Goldhaber P (1978) Radiolabeled micrsophere measuremnt of alveolar blood flow in dogs. J Periodont Res 13:304–308

52. Kiiskinen A, Suominen H (1975) Blood circulation of long bones in trained growing rats and mice. Eur J Appl Physiol 34:303–309

53. Klapp F (1981) Diaphysäre und metaphysäre Verletzungen im Wachstumsalter. In: Hefte Unfallheilkd 152. Springer, Berlin Heidelberg New York, p 2–76

54. Klümper A (1976) Grundlagen zur intraossären Angiographie am menschlichen Röhrenknochen. Fortschr Röntgenstr 125:129–136

55. Köcher W, Kiefler J (1981) Der Einfluß der Sympathektomie auf die Knochendurchblutung. Zentralbl Chir 106:862–872

56. Kolodny A (1923) The periostal blood supply and healing of fractures. J Bone Joint Surg 5:698–711

57. Kunze K-G, Faupel L, Rittstieg U, Hofmann M (1981) Veränderungen der Knochendurchblutung nach Femurmarknagelosteosynthesen beim Schäferhund. Unfallchirurgie 7:185–191

58. Kunze K-G, Hofstetter H, Posalaky J, Winkler B (1981) Messung der Knochendurchblutung mit der „tracer micrsopheres" Methode unter unterschiedlichen Bedingungen. In: Hefte Unfallheilkd 148. Springer, Berlin Heidelberg New York, p 137–241

59. Kunze K-G, Hofstetter H, Posalaky J, Winkler B (1981) Veränderungen der Knochendurchblutung nach Osteotomien und Osteosynthesen. Unfallchirurgie 7:169–180

60. Kunze K-G, Kraus J, Ecke H, Grebe SF (1978) Szintigraphische Untersuchungen zur Knochenbruchheilung. Unfallchirurgie 4:195–206

61. Kunze K-G, Kraus J, Winkler B, Wüsten B (1978) Messung der Knochendruchblutung mit der „tracer microspheres" Methode. Unfallchirurgie 4:253–255

62. Lentrodt J, Höltje WJ (1976) Tierexperimentelle Untersuchungen zur Revaskularisation autologer Knochentransplantate. Fortschr Kiefer Gesichtschir 20:17–21

63. Lexer E (1924) Die freien Transplantationen. Neue Dtsch Chir 26b. Enke, Stuttgart

64. Lexer E (1922) Über die Entstehung von Pseudarthrosen nach Frakturen und nach Knochentransplantationen. Arch Klin Chir 119:520–607

65. Lexer E, Kuliga P, Türk W (1904) Untersuchungen über Knochenarterien. August Hirschwald, Berlin

66. Lunde PKM, Michelsen K (1970) Determination of cortical blood flow in rabbit femur by radioaktive microspheres. Acta Physiol Scand 80:39–44

67. Maatz R, Lentz W, Graf R (1954) Spongiosa test of bone grafts for transplantation. J Bone Joint Surg 36–A:721

68. MacNab J, de Haas WG (1974) The role of periostal blood supply in the healing of fractures of the tibia. Clin Orthop 105:27–33

69. Makowski EL, Meschia E, Drögemüller GW, Battaglia FC (1968) Measurement of umbilical arterial blood flow to the sheep placenta and fetus in utero. Circ Res 23: 623–631

70. Malik AB, Kaplan JE, Saba THM (1976) Reference sample method for cardiac output and regional blood flow determinations in the rat. J Appl Physiol 40, 3:472—475
71. Matti H (1932) Über freie Transplantation von Knochenspongiosa. Langenbecks Arch Chir 168:236—258
72. McElfresh EC, Kelly PJ (1974) Effect of sympathectomy a sciatic nerve stimulation on bone blood flow. Surg Forum 25:483—485
73. McElfresh EC, Kelly PJ (1974) Simultaneous determination of blood flow cortical bone, marrow and muscle in canine hind leg by femoral artery catheterization. Calcif Tissue Res 14:301—307
74. Mischkowsky T, Menzel U, Metzker M, Mittmann U (1979) Hüftkopfdurchblutung unter intraarticulärer Druckerhöhung und Entlastung. In: Langenbecks Arch Chir (Suppl Chir Forum). Springer, Berlin Heidelberg New York, p 213—216
75. Morris MA, Kelly PJ (1980) Use of tracer microspheres to measure bone blood flow in conscious dogs. Calcif Tissue Int 32:69—76
76. Okubo M, Kinoshita T, Yukimura T, Abe Y, Shimazu A (1979) Experimental study of measurement of regional bone blood flow in the adult mongrel dog using radioactive microspheres. Clin Orthop 138:263—270
77. Paradis GR, Kelly PJ (1975) Blood flow and mineral deposition in canine tibial fractures. J Bone Joint Surg 57-A:220—226
78. Pfister U, Rahn BA, Perren SM, Weller S (1979) Vaskularität und Knochenumbau nach Marknagelung langer Röhrenknochen. Akt Traumatol 9:191—195
79. Prinzmetal M, Siurkin B, Bergmann HC (1947) Studies on the coronary circulation. II. The collateral circulation of the normal human heart by coronary perfusion with radioactive erythrocytes and glass microspheres. Am Heart J 33:420—442
80. Reenemann RS, Verhegen A (1977) The radioactive microsphere method. Bibl Anat 15:15—19
81. Reschauer R, Trentz O, Muhr G, Wannske M (1975) Das biologische Verhalten transplantierter Spongiosa an devitalisierter Cortikalis im Tierexperiment. In: Hefte Unfallheilkd 126. Springer, Berlin Heidelberg New York, p 444—447
82. Rhinelander FW (1974) Tibial blood supply in relation to fracture healing. Clin Orthop 105:34—81
83. Rudolph AM, Heymann MA (1967) The circulation of the fetus in utero. Circ Res Vol XXI:163—184
84. Sachs L (1978) Angewandte Statistik, 5. Aufl. Springer, Berlin Heidelberg New York
85. Sapirstein LA (1958) Regional blood flow by fractional distribution of indicators. Am J Physiol 193:161—168
86. Saur K, Dambe LT, Schweiberer L (1978) Experimentelle Untersuchungen zum Einbau autologer Spongiosa in die Kompakta des Röhrenknochens. Arch Orthop Traumat Surg 92:211—219
87. Schaper W, Levy W, Flameng W (1973) Myocardial steal produced by coronary vasodilatation in chronic coronary artery occlusion. Basic Res Cardiol 68:3ff
88. Schargus G, Schröder F, Sonntag G (1976) Experimentelle Untersuchungen über die Einheilung von Rippentransplantaten in Abhängigkeit von der Fixation. Fortschr Kiefer Gesichtschir 20:24—26
89. Schöntag H, Schöttle H, Kurse HP, Langendorff HU (1979) Die Technik der Gefäßdarstellung mit Gelatine unter besonderer Berücksichtigung intraossärer Arterien. Unfallchirurgie 5:105—110
90. Schöttle H, Langendorff HU, Vogel H, Knop J, Ringe JD (1979) Heilungsvorgänge bei Segmentdefekten an Röhrenknochen. Unfallchirurgie 5:133—141
91. Schöttle H, Dallek M, Langendorff HU, Schöntag H, Jungbluth KH (1980) Heilung von Segmentdefekten an Röhrenknochen — Tierexperimentelle Untersuchungen. II. Histologische und mikroangiographische Befunde. Unfallchirurgie 6:71—78
92. Schroeder HG, Bivins BA, Shermann GP, De Luca PP (1978) Physiological effects of subvisible microspheres administered intravenously to beagle dogs. J Pharm Sci 97, 4:508—513

93. Schroeder HG, Simmons GH, De Luca PP (1978) Distribution of radiolabeled subvisible microspheres after intravenous administration to beagle dogs. J Pharm Sci 67, 4:504–507

94. Schweiberer L (1971) Der heutige Stand der Knochentransplantation. Chirurg 42: 252–257

95. Schweiberer L (1976) Die Bedeutung der autologen Spongiosatransplantation sowie Fragen der Revaskularisation von Transplantaten. Nova Acta Leopoldina 223, 44: 371–379

96. Schweiberer L, van de Berg PA, Dambe LT (1970) Das Verhalten der intraossären Gefäße nach Osteosynthese der frakturierten Tibia des Hundes. Therapiewoche 20: 1330–1332

97. Schweiberer L, Dambe LT, Eitel F, Klapp F (1974) Revaskularisation der Tibia nach konservativer und operativer Frakturbehandlung. Hefte Unfallheilkd 119: 18–26

98. Schweiberer L, Klapp F, Chevalier H (1975) Platten- und Schraubenosteosynthese bei Frakturen des Ober- und Unterschenkels. Chirurg 46:155–160

99. Shaw NE (1963) Observations on the intramedullary blood flow and marrow pressure in bone. Clin Sci 24:311–318

100. Shim SS (1968) Physiology of blood circulation in bone. J Bone Joint Surg 50-A, 4:812–823

101. Shim SS, Patterson FP, Copp H (1971) Blood flow through different regions of long bone measured by a bone seeking radioisotopic method. Surg, Gynecol Obstet 132: 58–60

102. Stürmer KM, Schuchardt W (1980) Neue Aspekte der gedeckten Marknagelung und des Aufbohrens der Markhöhle im Tierexperiment. Unfallheilkunde 83:433–445

103. Tothill P, McCormick JSTC (1976) Bone blood flow in the rat determined by the uptake of radioactive particles. Clin Sci Mol Med 51:403–406

104. Tothill P, McPherson JM (1980) Limitations of radioactive microspheres as tracers for bone blood flow and extraction ratio studies. Calcif Tissue Int 31:261–265

105. Trueta J (1974) Blood supply and the rate of healing of tibial fractures. Clin Orthop 105:11–26

106. Veall N (1957) Proceedings of the British Institute of Radiology. Review: Measurement of bone blood flow. Br J Radiol 48:70–78

107. Wagner NN, Rhodes BA, Sasaki BA, Ryan J (1969) Studies of the circulation with radioactive microspheres. Invest Radiol 4:374–386

108. White NB, Ter-Pogossian MM, Stein AH (1974) A method to determine the rate of blood flow in long bone and selected soft tissue. Surg Gynec Obstetr 119:535–540

109. Whiteside LA, Ogata K, Lesker P, Reynolds FC (1978) The acute effects of periostal stripping and medullary reaming on regional bone blood flow. Clin Orthop 131: 266–277

110. Wilde CD, Stürmer KM (1979) Kortikalisdurchblutung des wachsenden Röhrenknochens nach Plattenosteosynthese. Hefte Unfallheilkd 138:289–294

111. Willenegger H (1975) Verplattung und Marknagelung bei Femur- und Tibiaschaftfrakturen – Pathophysiologische Grundlagen. Chirurg 46:144–151

112. Wolter D, Hutzschenreuter P, Burri C (1974) Einbaustudien autologer Spongiosa am Kompaktknochen in Abhängigkeit von der übertragenen Menge des anliegenden Gewebes. Langenbecks Arch Chir Suppl, p 225–228

113. Wootton R (1974) The single-passage extraction of ^{18}F in rabbit bone. Clin Sci Mol Med 47:73–77

114. Yu W, Shim SS, Hawk HE (1972) Bone circulation in haemorrhagic shock. J Bone Joint Surg 54, 6:1157–1166

115. Zilch H (1981) Die Revaskularisierung des Spongiosatransplantates, ein Erfahrungsbericht. DIA 8:24–32

Hefte zur

Unfallheilkunde

Beihefte zur Zeitschrift „Der Unfallchirurg" Herausgeber: J. Rehn, L. Schweiberer, H. Tscherne

149. Heft:
Verletzungen der Wirbelsäule
13. Reisensburger Workshop zu Ehren von
H. Willenegger
14. bis 16. Februar 1980
Herausgeber: C. Burri, A. Rüter
Unter Mitarbeit zahlreicher Fachwissenschaftler
1980. 1 Porträt, 168 Abbildungen, 38 Tabellen.
XIII, 270 Seiten
Broschiert DM 64,-. ISBN 3-540-10202-7

150. Heft: E. Jonasch, E. Bertel
**Verletzungen bei Kindern
bis zum 14. Lebensjahr**
Medizinisch-statistische Studie über
263 166 Verletzte
1981. 5 Abbildungen, 188 Tabellen. XI, 146 Seiten
Broschiert DM 42,-. ISBN 3-540-10476-3

151. Heft: R. Kleining
Der Fixateur externe an der Tibia
Biomechanische Untersuchungen
1981. 78 Abbildungen, 12 Tabellen. VII, 85 Seiten
Broschiert DM 34,-. ISBN 3-540-10665-0

152. Heft: F. Klapp
**Diaphysäre und metaphysäre
Verletzungen im Wachstumsalter**
Eine Experimentelle Studie
1981. 51 zum Teil farbige Abbildungen in 106 Einzeldarstellungen. VII, 77 Seiten
Broschiert DM 49,-. ISBN 3-540-10760-6

153. Heft:
**44. Jahrestagung der Deutschen
Gesellschaft für Unfallheilkunde e. V.**
19. bis 22. November 1980, Berlin
Kongreßbericht im Auftrage des Vorstandes
zusammengestellt von J. Probst, A. Pannike
1981. 184 Abbildungen. XXIV, 531 Seiten
Broschiert DM 128,-. ISBN 3-540-10926-9

154. Heft: F. Eitel
**Indikation zur operativen
Frakturenbehandlung**
Experimentalchirurgische und klinische Aspekte
1981. 38 Abbildungen. VIII, 88 Seiten
Broschiert DM 36,-. ISBN 3-540-10995-1

155. Heft:
Verletzungen des Ellbogens
14. Reisensburger Workshop
19. bis 21. Februar 1981
Herausgeber: C. Burri, A. Rüter
Unter Mitarbeit zahlreicher Fachwissenschaftler
1982. 213 Abbildungen. XIII, 325 Seiten
Broschiert DM 98,-. ISBN 3-540-11028-3

156. Heft:
Der Schock
Hypovolämisch-traumatischer und septischer
Schock
18. Jahrestagung der Österreichischen Gesellschaft
für Unfallchirurgie gemeinsam mit der Österreichischen Gesellschaft für Anästhesiologie,
Reanimation und Intensivtherapie
30. September bis 2. Oktober 1982, Salzburg
Kongreßbericht im Auftrage der Vorstände zusammengestellt von G. Schlag
1983. 247 Abbildungen. XXIII, 590 Seiten
Broschiert DM 112,-. ISBN 3-540-12579-5

157. Heft:
**16. Tagung der Österreichischen
Gesellschaft für Unfallchirurgie**
3. bis 4. Oktober 1980, Salzburg
Kongreßbericht im Auftrage des Vorstandes
zusammengestellt von J. Poigenfürst
1982. 196 Abbildungen. XXII, 416 Seiten
Broschiert DM 128,-. ISBN 3-540-11387-8

158. Heft:
**45. Jahrestagung der Deutschen
Gesellschaft für Unfallheilkunde e. V.**
22. bis 25. November 1981, Berlin
Kongreßbericht im Auftrage des Vorstandes
zusammengestellt von A. Pannike
1982. 289 Abbildungen. XXVI, 754 Seiten
Broschiert DM 168,-. ISBN 3-540-11718-0

159. Heft: B. Helpap
Die lokale Gewebsverbrennung
Folgen der Thermochirurgie
1983. 46 Abbildungen. X, 90 Seiten
Broschiert DM 36,-. ISBN 3-540-11891-8